# KRÄUTER-APOTHEKE FÜR PFERDE

Dr. med. vet. Jürgen Bartz

# KRÄUTER-APOTHEKE FÜR PFERDE

Franckh-Kosmos

Mit 8 Farbfotos von: Hans E. Laux, Biberach an der Riß (S. 35 li. u.), Lothar Lenz, Cochem (S. 18 u.), Reinhard-Tierfoto, Heiligenkreuzsteinach/Eiterbach (S. 18 li. o., re. o.; S. 35 li. o., re. o.), Rik van Lent sr & jr, Belgien/Bornem (S. 35 re. u.), Sabine Stuewer, Darmstadt (S. 56) sowie 14 s/w-Illustrationen von Jeanne Kloepfer, Heidelberg (S. 8–41).
Umschlaggestaltung von Atelier Jürgen Reichert, Stuttgart, unter Verwendung von Fotos von: Rik van Lent sr & jr, Belgien/Bornem (U4), Sabine Stuewer, Darmstadt (U1, re.) Reinhard-Tierfoto, Heiligenkreuzsteinach/Eiterbach (U1, li. o.) und Klara Decker, München (U1, li. u.).
Die Farbillustrationen wurden angefertigt von: Ruth Fritzsche, Leipzig (S. 17: 1–7), Marianne Golte-Bechtle, Stuttgart (S. 36: 2, 4; S. 37: 5, 6, 8–11; S. 55: 1–6), Sigrid Haag (†), (S. 36: 3; S. 55: 7), Reinhild Hofmann, München (S. 36: 1; S. 38: 1–4) und Gerhard Kohnle, Schömberg (S. 37: 7).
Die Pflanzenporträts zeichneten Gabriele Goßner, Gauting (S. 44–98; S. 102–104) und Jeanne Kloepfer, Heidelberg (S. 100).



Die Deutsche Bibliothek – CIP-Einheitsaufnahme

**Bartz, Jürgen:**
Kräuterapotheke für Pferde / Jürgen Bartz. –
Stuttgart : Franckh-Kosmos, 1996
ISBN 3-440-07107-3

Alle Angaben in diesem Buch erfolgen nach bestem Wissen und Gewissen. Sorgfalt bei der Umsetzung ist indes dennoch geboten. Der Verlag übernimmt keinerlei Haftung für Personen-, Sach- oder Vermögensschäden, die aus der Anwendung der vorgestellten Materialien und Methoden entstehen.


ISBN 3-440-07107-3
Printed in Germany/Imprimé en Allemagne
Satz: Utesch Satztechnik GmbH, Hamburg
Druck und Binden: Huber KG, Dießen

# Kräuterapotheke für Pferde

# Natürlich heilen mit Pflanzen

## Pflanzenheilkunde und ihre Teilgebiete

Naturheilkunde liegt im Trend, und immer mehr Pferdehalter wollen auch ihren Tieren angedeihen lassen, was ihnen selbst gut bekommt. Der Begriff der Naturheilkunde wird jedoch unterschiedlich definiert:

In der großzügigsten Auslegung umfaßt er alle therapeutischen Maßnahmen, die nicht in den Bereich der klassischen westlichen Schulmedizin eingeordnet werden können. Einen hohen Bekanntheitsgrad haben etwa Homöopathie und Akupunktur sowie die traditionelle chinesische Medizin.

Weniger geläufige Verfahren sind die Organo- und Neuraltherapie, die Homotoxikologie, die Sauerstoff-Ozon-Therapie und die Anwendung der Bach-Blüten-Therapie. Daneben existieren zahlreiche weitere Heilverfahren, die teilweise fälschlich als Außenseitermethoden deklassiert werden. Diese Bewertung ist jedoch nur für unsere westlich-technokratisch geprägten Vorstellungen von Krankheit und Medizin haltbar. Der Blick in frühere Zeiten und auf andere Erdteile führt uns hingegen die Einseitigkeit und Begrenztheit solcher Maßstäbe vor Augen.

## Heilkräuter

Innerhalb der Naturheilkunde nimmt die Anwendung von Heilkräutern eine zentrale Stellung ein. Diese als Phytotherapie bezeichnete Pflanzenheilkunde war und ist bei allen Naturvölkern und Hochkulturen weit verbreitet. Auch in Europa hat sie eine lange Tradition, und das Wissen um die heilende Wirkung von Pflanzen war noch zu Beginn dieses Jahrhunderts in weiten Kreisen der Bevölkerung verankert.

Die Kräuterheilkunde basiert auf einem ähnlichen Wirkstoffprinzip wie die klassischen schulmedizinischen Medikamente. Man arbeitet mit meßbaren Mengen, die teilweise sogar recht hoch dosiert werden, und orientiert sich direkt an der zu heilenden Krankheit.

Heilkräuter enthalten eine Vielzahl von Wirkstoffen:

**Ätherische Öle** entfalten bei Erwärmung flüchtige Substanzen, dringen aber aufgrund ihrer Fettlöslichkeit auch über die Haut in Körpergewebe ein und entfalten dort ihre Wirkung. Sie werden zur Inhalation eingesetzt, oral verabreicht oder äußerlich angewendet bei unterschiedlichen Erkrankungen der Atemwege, der Harnorgane und der Haut.

**Bitterstoffe** wirken reflektorisch über

den Zungengrund des Patienten auf Magen, Darm, Leber und Bauchspeicheldrüse. Sie regulieren die Produktion der Verdauungssäfte und verbessern den Appetit. Daher werden sie bei fütterungsbedingten Verdauungsstörungen, Blähungen, Verstopfungen und Appetitmangel eingesetzt.

**Gerbstoffe** vernetzen die Eiweißkörper von Haut und Schleimhaut, ziehen diese zusammen (adstringierende Wirkung), verhindern die Aufnahme von Giftstoffen und reduzieren die Sekretion von Körperflüssigkeit. Man wendet sie äußerlich bei schlecht heilenden, nässenden Wunden an, bei Geschwüren und Ekzemen, aber auch innerlich bei Entzündungen im Magen-Darm-Bereich.

**Saponine** verhalten sich in Verbindung mit Wasser wie Seifen und entfalten im Körper eine reinigende, ausleitende und entgiftende Wirkung. Man nutzt sie daher als harntreibende und auswurffördernde Mittel.

**Scharfstoffe** setzen starke Reize auf chronische, zum Stillstand gekommene Prozesse und reaktivieren diese unter Verbesserung der örtlichen Durchblutung. Sie wirken daher auf Abszesse und chronische Entzündungen, aber auch auf bindegewebige Verhärtungen.

**Schleimstoffe** sind hochmolekulare Kohlenhydrate, die mit Wasser quellen und zähflüssige Lösungen bilden. Sie wirken reizlindernd und abschirmend auf

Ernsthafte Erkrankungen bedürfen immer der vorangehenden Untersuchung durch den Tierarzt.

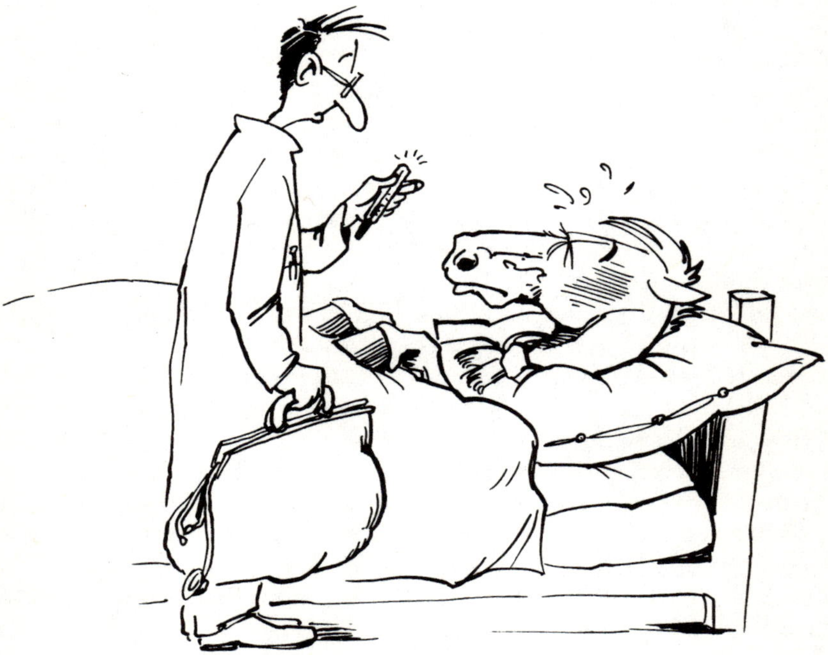

gereizte Haut oder Schleimhaut und schützen das Gewebe vor weiterer Irritation. Sie unterstützen die Heilung von Entzündungen im Verdauungstrakt. Bei Erkrankungen der Atemwege wirken sie hustendämpfend und fördern Auswurf. Außerdem können sie bei langwierigen äußeren Wunden und als Quellmittel bei Verstopfung eingesetzt werden.

Zahlreiche Wirkstoffe sind darüber hinaus enthalten, etwa **Alkaloide, Glykoside, Harze, Enzyme, Vitamine und Wachse**. Man muß davon ausgehen, daß erst das Zusammenspiel aller Bestandteile die optimale Heilwirkung entfaltet und daher nicht mit der chemisch isolierten Synthese gleichartiger Einzelstoffe verglichen werden kann.

## Homöopathie

In der Homöopathie werden neben anderen Stoffen auch Bestandteile von Kräutern und anderen Pflanzen verwendet. Das Verfahren unterscheidet sich aber gänzlich von der gewöhnlichen Heilkräuteranwendung.

Die aus dem ursprünglichen Wirkstoff gewonnene Urtinktur, etwa von Arnica, Calendula oder Eisenhut, wird in Zehnerschritten nach einem festgelegten Verfahren immer stärker verdünnt, ein Vorgang, der als Potenzierung bezeichnet wird und die Wirksamkeit des Mittels nicht etwa vermindern, sondern im Gegenteil erhöhen soll. In den stärksten Verdünnungsgraden lassen sich durch chemische Analysen keine Moleküle des ursprünglichen Stoffes mehr nachweisen.

Die Begründung für diese auf den ersten Blick überraschende Annahme wird mit der feinstofflichen Wirkung von Homöopathika gegeben, die nicht des eigentlichen Wirkstoffes bedarf, sondern vielmehr nur der Gedächtnisspur dieses Wirkstoffes im Lösungsmittel.

Außerdem wird nach dem sogenannten Gleichheitsprinzip gearbeitet, dessen Inhalt man sich am besten an einem Beispiel vergegenwärtigt: Hat ein Patient hohes Fieber, so wird die schulmedizinische Therapie ein fiebersenkendes Mittel verabreichen und damit das Symptom bekämpfen. In der entsprechenden homöopathischen Behandlung hingegen benutzt man einen Stoff, der in hoher Dosierung seinerseits Fieber als Vergiftungssymptom erzeugen würde, in der Hochverdünnung jedoch den Körper zur Selbstheilung dieses Symptoms anregt.

Über die nachweisbare Wirksamkeit der homöopathischen Behandlung gibt es zahlreiche wissenschaftliche Studien mit unterschiedlichen Ergebnissen. Ein Versuch ist in jedem Fall sinnvoll, solange er eine darüber hinaus erforderliche konservative Therapie nicht auf Kosten des Patienten verhindert oder verzögert.

## Bach-Blüten-Therapie

Die Therapieansätze von Dr. Edward Bach, der als Arzt zu Beginn dieses Jahrhunderts in England praktizierte, beruhen auf ganz besonderen Grundlagen. (Der Name dieser Behandlungsform kann übrigens leicht zu Mißverständnissen führen, denn hier werden nicht etwa Kräuter benutzt, die an feuchten Standorten zu finden sind!)

Bach vertrat und begründete die Ansicht, daß viele körperliche Krankheiten lediglich der Ausdruck seelischer Mißstände sind. Wird dem Patienten nun mit hochwirksamen konventionellen Medikamenten eine Heilung des körperlichen

Leidens gewissermaßen aufgezwungen, ohne daß die seelischen Ursachen geklärt sind, so ist der Indikator dieser Krankheit vorübergehend abgestellt. Das seelische Problem verschwindet aber nicht, sondern sucht sich eine andere Ausdrucksform in einer neuen Krankheit. Daraus folgerte Bach, daß nicht die Krankheit, sondern der ganze Mensch behandelt werden muß, woraufhin die Krankheit verschwindet, da sie nun überflüssig geworden ist.

Dr. Bach baute in langjähriger akribischer Arbeit ein System von 38 Wirkstoffen auf, das überwiegend aus den stark verdünnten, aber noch im meßbaren Bereich liegenden Essenzen verschiedener Pflanzenblüten besteht. Diese harmonisieren die negativen Gemütszustände des Patienten.

Das seelische Gleichgewicht wird wieder aufgebaut, und die Krankheit bildet sich zurück.

Natürlich kann und soll die Bach-Blüten-Therapie nicht beliebig und als alleinige Behandlung für schwere Akutkrankheiten eingesetzt werden. Gerade Pferde sind aber sehr sensible, feinfühlige Tiere und leiden im Umgang mit dem Menschen und innerhalb der Sozialstrukturen ihrer Herde vergleichsweise oft unter psychischen Spannungszuständen. Daher sprechen Pferde meist gut auf eine Behandlung mit Bach-Blüten an.

Während über die Anwendung der Bach-Blüten am Menschen viele Erfahrungswerte vorliegen, sind diese für die Behandlung von Pferden weniger dezidiert. Trotzdem ist spezielle Literatur vorhanden, auf die bei weitergehendem Interesse zurückgegriffen werden sollte. Interessant ist, daß in vielen Fällen der Besitzer oder Reiter des entsprechenden Pferdes die gleiche Blüte braucht.

An dieser Stelle werden nur einige typische Anwendungen vorgestellt, die den meisten Pferden gut helfen.

**Dosierung:** Bach-Blüten werden drei- bis viermal täglich auf trockenem Brot oder einem Stück Würfelzucker verabreicht. Für ein Pferd nimmt man jeweils 5 Tropfen. Wahlweise kann die alkoholische oder die wasserverdünnte Lösung benutzt werden. Die Tropfen mit einer Einwegspritze direkt in das Maul zu geben ist zwar auch möglich, wird aber von den Pferden meist nicht längere Zeit toleriert.

**Aspen (Zitterpappel):** Diese Pferde leiden unter unbestimmten Ängsten. Sie scheuen häufig ohne besonderen Grund, sind im Gelände bei Sturm und in unbekannter Gegend sehr schreckhaft. Wird der Reiter unsicher und verspannt, überträgt sich diese Angst augenblicklich auf das Pferd. Die Bach-Blüte Aspen kann das allgemeine Selbstvertrauen des Pferdes stärken, so daß es weniger zu Angstreaktionen neigt.

**Beech (Rotbuche):** In der Herde wirken solche Pferde oft unverträglich, obwohl sie in der Rangordnung meist weit oben stehen. Ihr Individualabstand ist groß, sie dulden rangniedere Pferde kaum in ihrer Nähe. Neue Mitglieder in der Herde werden ungnädig aufgenommen. Gelegentlich bestehen spezielle Aversionen gegen andere Tierarten, vor allem gegen Hunde. Die Anwendung von Beech verhilft dem Tier zu größerer Toleranz und gelasseneren Reaktionen auf die belebte Umwelt.

**Clematis (Weiße Waldrebe):** Das Verhalten zu anderen Herdenmitgliedern ist unbestimmt, der Platz in der Rangordnung nicht ganz klar. Diese Pferde scheinen in gewisser Weise außerhalb der Gruppe zu leben, sie nehmen weniger Anteil am Herdenalltag. Bei der Arbeit ist ihr Interesse für die gestellten Aufgaben gering, dies aber nicht aus Sturheit oder mangelnder Leistungsfähigkeit. Vielmehr richtet sich die Aufmerksamkeit nur allzu leicht auf das Geschehen außerhalb der Reitbahn oder am Wegrand, die reiterlichen Hilfen hingegen scheinen ungehört zu verhallen. Clematis-Typen brauchen eine stärkere mentale Verankerung im Hier und Jetzt und Hilfe bei der Lösung von Aufgaben und Problemen der Gegenwart.

**Mimulus (Gefleckte Gauklerblume):** Die Angstreaktionen der ansonsten besonnenen Tiere treten in ganz speziellen Situationen auf, etwa beim Schmied, auf Transporten, beim Anblick bestimmter Gegenstände. Auf Turnieren erzielen diese Pferde oft schlechtere Ergebnisse, weil sie vermeintlich fest verankerte Lektionen vor lauter Nervosität wieder vergessen. Durch Mimulus können spezielle angstauslösende Situationen entschärft werden, der vierbeinige Patient gerät nicht mehr so leicht aus der Fassung.

**Oak (Eiche):** Die arbeitswilligen und zugleich temperamentvollen Pferde überfordern sich leicht selbst. Auch bei höchsten Ausdauerbelastungen geben sie selten auf. Diese Tiere haben einen ausgeprägten Willen zur Mitarbeit und zum Sieg, schießen aber dabei leicht über das Ziel hinaus. Oak-Pferde haben oft ähnlich leistungsorientierte Besitzer. Sie verlangen einen sensiblen und rücksichtsvollen Reiter, der sie notfalls rechtzeitig bremst.

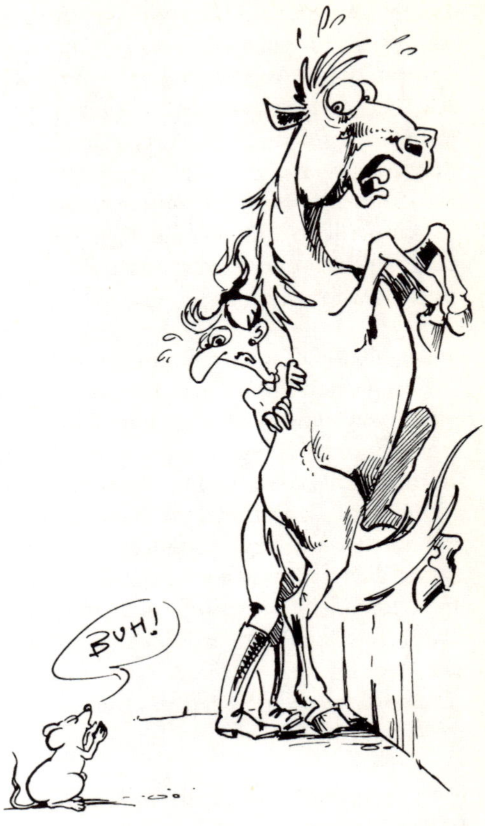


Der Mimulus-Charakter: Angst vor speziellen Situationen und Dingen

**Olive (Olive):** Oft durchaus talentierte Pferde, die dem Reiter gerne zuarbeiten. Körperlich leistungsbereit und leistungsfähig, aber auch in mentaler Hinsicht gut ansprechbar. Neue Anforderungen werden meist rasch gelernt, die Entwicklung des Pferdes verläuft zunächst sehr gut.

Dann aber tritt ein körperlicher und geistiger Erschöpfungszustand ein, der sich in plötzlicher Abnahme der Leistungsfähigkeit, in Lustlosigkeit und einer Verweigerungshaltung äußert. Die Tiere wirken ausgebrannt und überfordert. Mit der Bach-Blüte Olive kann die notwendige körperliche und geistige Regeneration auch auf seelischer Ebene unterstützt und beschleunigt werden.

**Rock Rose (Gelbes Sonnenröschen):** Geraten diese Pferde in Angst, dann entsteht meist eine ausgewachsene Panik mit nicht selten völlig unkontrollierbarem Verhalten. Typische Durchgänger, die sich nicht in berechnender Weise pullend auf das Gebiß legen, sondern aufgrund tatsächlicher kopfloser Angst davonrennen. Die Gabe von Rock Rose kann die Panik solcher Pferde mildern und ihnen die Möglichkeit eröffnen, sich mit der angstauslösenden Situation auseinanderzusetzen.

**Rescue-remedy (Notfalltropfen):** Diese Mischung aus fünf Blüten hat das Ziel, Angst und Panik, Apathie und Anspannung, Schockzustände und seelische Blockaden des ohnehin traumatisierten Pferdes zu dämpfen. Die Harmonisierung der seelischen Befindlichkeit verbessert nicht nur die Möglichkeiten der körperlichen Heilung beträchtlich, sondern erleichtert dem Pferd auch das subjektive Schmerzempfinden. Zugleich sollte sich auch der Reiter dieses Mittels in Notsituationen bedienen, um Selbstsicherheit und Ruhe zurückzugewinnen.

Man gibt 5 Tropfen auf etwas trockenem Brot, Würfelzucker oder direkt mit einer Einwegspritze in das Maul. Diese Maßnahme wiederholt man – abweichend von dem üblichen Dosierungsschema – alle zehn Minuten, bis Besserung eintritt. Dabei werden natürlich weitere Maßnahmen, etwa die Versorgung von Wunden, parallel betrieben.

Die Notfalltropfen sind in ihrer Anwendung am Pferd in der jüngsten Vergangenheit immer wieder besprochen worden. Dabei wurden auch Fehlinterpretationen ungeprüft übernommen.

Edward Bach hat die Notfalltropfen ausdrücklich für den seelischen Notfall bestimmt. Sie sind also nicht alternativ zu konventionellen Maßnahmen zu sehen, sondern sollen diese ergänzen. Die Konsequenz für den verantwortungsbewußten Pferdehalter liegt also darin, für die Bewältigung von Notfällen bei den ihm anvertrauten Pferden sowohl theoretisch als auch praktisch gerüstet zu sein. Dazu gehört das Wissen über die effektive Erste Hilfe bis zum Eintreffen des Tierarztes, aber auch das griffbereite Vorhandensein entsprechender Materialien: Pferdegerechtes Verbandzeug, ein Thermometer und im Bedarfsfall auch eine Nasenbremse dürfen in keiner Pferdehaltung fehlen. Sind diese Grundlagen allerdings geschaffen, so bilden die Notfalltropfen einen wichtigen und hilfreichen Überbau.

## Heilkräuter für Pferde

Die Therapiebedürftigkeit von Pferden hat andere Voraussetzungen als diejenige des Menschen. Während Menschen ihre Bagatellerkrankungen wie Kopfschmerzen, leichten Schnupfen, Abgeschlagenheit und Übelkeit mit Hausmitteln erfolgreich behandeln, werden solche Zustände bei Pferden in der Regel gar nicht

**Tierarzt oder nicht?**

Die Therapie ohne Diagnose durch den Tierarzt ist nur bei jenen Patienten zu rechtfertigen, die erkennbar nicht akut und offenbar ohne weitere Beschwerden erkrankt sind, also beispielsweise an Hauterkrankungen, geringgradigen Verdauungsstörungen, vermehrter Infektionsanfälligkeit, psychischen Problemen und Konstitutionsmängeln leiden und die gut auf die Behandlung mit Kräutern ansprechen. In allen anderen Fällen und bei Erfolglosigkeit der Maßnahme muß der Tierarzt unbedingt bemüht werden. Zur Ergänzung der dann eventuell erforderlichen konservativen Therapie und bereits in der Wartezeit auf den Tierarzt können Heilkräuteranwendungen jedoch von unschätzbarem Wert sein.

erst entdeckt und müssen ohne Therapie von selbst vergehen.

Ist die Krankheit oder Gesundheitsstörung eines Pferdes hingegen so gravierend, daß sie dem Besitzer auffällt, liegen oft schwerwiegende Veränderungen vor, die der gewissenhafte Pferdehalter nicht ohne die Hilfe eines Tierarztes diagnostizieren oder behandeln kann.

Die Bedeutung der Heilkräuter bei Pferden ist daher vor allem ganzheitlich und systemisch zu sehen. Die kontinuierliche Aufnahme bestimmter Pflanzen bei einer speziellen Disposition, etwa von lungenwirksamen Substanzen während der feuchten Wintermonate, ist sinnvoller und natürlich auch erfolgsträchtiger als der Versuch, mit der kurzfristigen Gabe von Spitzwegerich und Huflattich eine Bronchitis auf wunderbare Weise ausheilen zu wollen.

Kräuter wirken ganzheitlich. Der Wert dieses Prinzips ist in der Ernährung mittlerweile anerkannt: Künstlich hergestellte und isoliert verabreichte Nährstoffe, insbesondere Vitamine, Mineralien und Spurenelemente, haben zwar in bestimmten Situationen eine große Bedeutung, sollten letztlich aber dennoch nur als zweitklassige Lösung betrachtet werden. Es sind vielmehr die Nebenwirkstoffe, die ein Lebensmittel als Gesamtkomposition wertvoll machen. Ein gutes Beispiel ist der Apfel: Er enthält über 90 Wirkstoffe, die in dieser Fülle und besonderen Kombination künstlich nicht nachzubauen sind, und ist daher jeder Vitaminmischung überlegen.

Für Heilkräuter bedeutet dies: Der Zusammenklang aller Wirkstoffe ist wesentlich effektiver als die Summe der einzelnen Bestandteile.

## Wirkung und Nebenwirkung

Lebende Organismen sind keine Maschinen. Durch einen ganzheitlichen Denkansatz kann man leicht nachvollziehen, daß der Einsatz eines pharmakologisch wirksamen Stoffes nicht nur die gewünschte Hauptwirkung nach sich zieht, sondern ein ganzes Bündel von weiteren Wirkungen, die man gewöhnlich negativ als Nebenwirkungen bezeichnet. Während die Nebenwirkungen der schulmedizinischen Medikamente oft erheblich sind, werden solche unerwünschten Effekte bei der Anwendung von Heilkräutern auch in hohen Dosierungen erstaunlicherweise kaum beobachtet. Dies kann unter anderem mit der Gesamtwirkung einer Komposition aus verschiedenen Stoffen innerhalb einer Pflanze erklärt werden. Die desinfizierende und entzündungshemmende Wirkung der Kamille beispielsweise beruht nicht auf einem einzelnen Wirkstoff, wie er in künstlich hergestellten Desinfektionslösungen enthalten ist, sondern auf einer sich ergänzenden Wirkstoffgruppe.

Trotzdem ist es nicht richtig, daß Heilkräuter grundsätzlich frei von Nebenwirkungen und völlig unschädlich seien. Im Einzelfall sind bei der inneren Anwendung Vorsichtsmaßnahmen durchaus sinnvoll und erforderlich. Darauf wird in den entsprechenden Textstellen verwiesen.

Eine Grundregel im Umgang mit Heilkräutern lautet: Kräutermischungen sind im allgemeinen nicht nur wirksamer, sondern auch verträglicher als hochdosierte Einzelkräuter.

Die zweite wichtige Regel besagt: Kräuter wendet man gezielt und kurmäßig an. Für diese Kuren gelten vier bis zwölf Wochen als zeitlicher Rahmen. Kürzere Verfütterungszeiten werden, von einigen Ausnahmen abgesehen, kaum wirkungsvoll sein, längere Therapien sollte man durch anwendungsfreie Intervalle unterbrechen.

Ist die Therapie nicht erfolgreich oder treten, was in seltenen Fällen geschehen kann, Nebenwirkungen auf, so muß der Tierarzt benachrichtigt und die Zusammenstellung der Kräuter unter Umständen verändert werden.

## Möglichkeiten und Grenzen

Der Streit zwischen naturheilkundlich und konventionell arbeitenden Heilmethoden ist nicht nur sehr alt, sondern kann auch nahezu unbegrenzt ausgeweitet werden. Er läßt sich jedoch auf konstruktive Weise verkürzen, indem zwei grundlegende Prinzipien angewandt werden.

Zum einen gilt: Wer heilt, hat recht. Es ist ein erstrebenswertes Ziel, die wissenschaftliche Begründbarkeit, logische Analyse und stoffliche Plausibilität eines Heilverfahrens darzustellen. Dennoch sollte gerade angesichts ernsthafter Erkrankungen die Wirksamkeit der Therapie ohne ideologische Voreingenommenheit entscheidend sein.

Andererseits ist festzustellen: Suppe kann man nicht mit der Gabel essen. Daher wäre es unredlich, die Bedeutung der modernen Medizin für unser Überleben zu unterschätzen. Impfungen, chirurgische Techniken, Narkosemittel und hochentwickelte Geräte haben durchaus ihren sinnvollen Einsatz. Trotzdem kann und muß natürlich auch der momentane Entwicklungsstand der Medizin weiter verbessert werden. Die Rückbesinnung auf natürliche Heilmethoden und deren vorteilhafte Anwendung ist dabei ein wesentlicher Schritt.

Einige in der Schulmedizin häufig eingesetzte Medikamente sind im übrigen nicht mehr als standardisiert hergestellte und exakt dosierte chemisch nachgebaute Naturstoffe. Dazu gehören unter anderem hochwirksame Herzglykoside, die früher aus dem Preßsaft des Roten Fingerhutes (*Digitalis purpurea*) gewonnen wurden, sowie verschiedene Antibiotika.

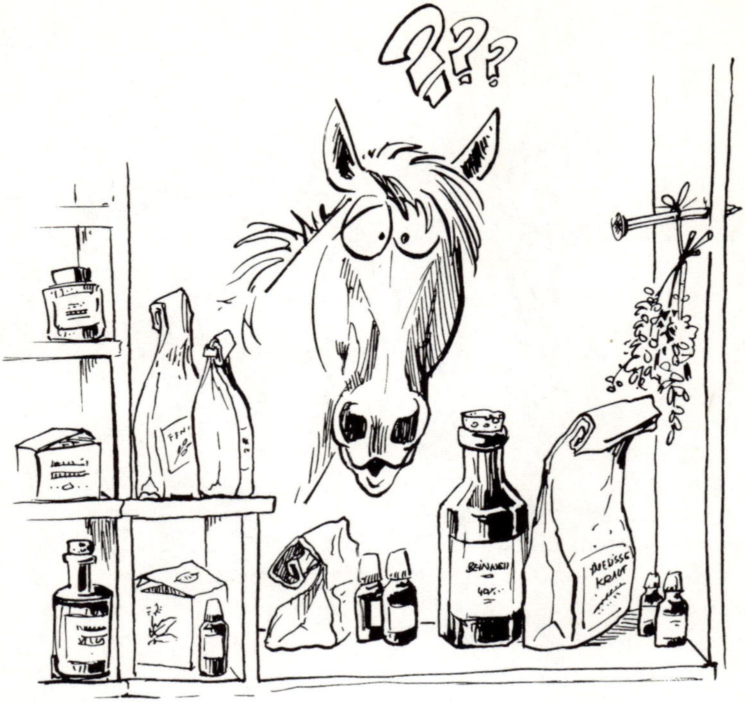

Heilkräuter eignen sich nicht zur sorglosen Selbstmedikation. Ihre Anwendung muß mit Bedacht erfolgen.

## Das Problem von Menge und Dosis

Ob als Aufkochung, in Pulverform oder bei äußerlicher Anwendung: Heilkräuter haben ein weites Dosierungsspektrum. Die einzusetzenden Mengen werden meist nur überschlägig angegeben.

Dieser Umstand wird gelegentlich gegen die Anwendung von Kräutern ins Feld geführt, während die Schulmedizin exakte Dosierungsvorschriften pro Kilogramm Körpergewicht festgelegt hat und damit eine Korrektheit vortäuscht, die in Wirklichkeit jedoch recht eingeschränkt ist. Die Genauigkeit besteht nämlich nur auf der Seite des Medikamentes, nicht aber auf derjenigen des Patienten. Das Medikament trifft immer wieder auf eine völlig neue, einzigartige Krankheitssituation bei einem individuellen Pferd.

## Sammeln und Konservieren

Die bei uns heimischen Kräuter können in der Natur gesammelt werden, wenn sie nicht unter Artenschutz stehen. Das Sammelgut sollte von wenig belasteten Böden stammen, also nicht etwa vom Randstreifen stark befahrener Straßen oder von ehemaligen Industriegebieten

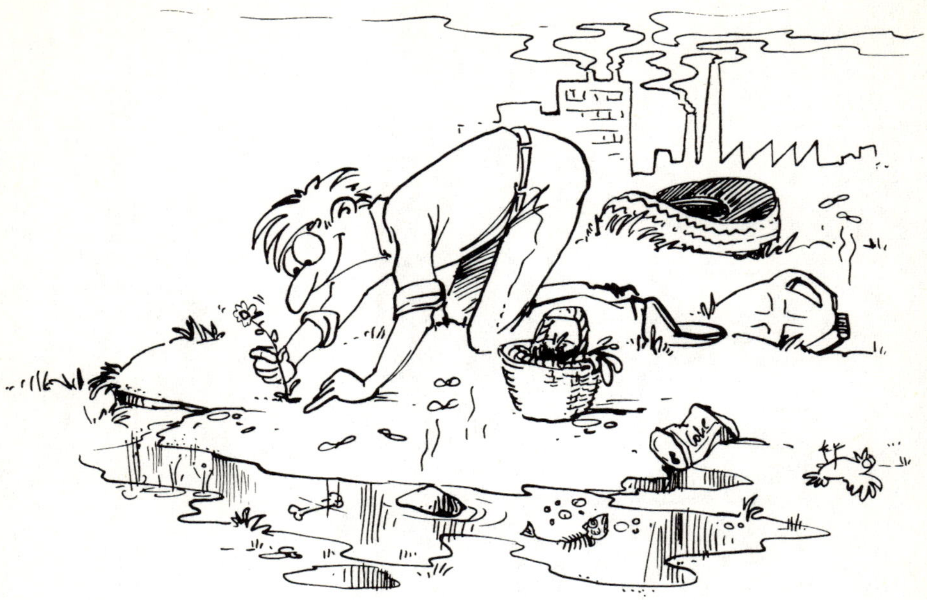

Werden Kräuter in der freien Landschaft gesammelt, muß man auf unbelastete Standorte achten.

und Müllhalden. Außerdem muß die jeweilige Pflanze ganz exakt bestimmt werden. Andernfalls weicht man besser auf kommerziell erhältliche getrocknete Kräuter aus. Eine Alternative besteht darin, geeignete Pflanzen im eigenen Garten anzubauen.

Wer Kräuter selbst sammelt und diese, neben der Verwendung als frische Pflanze, auch haltbar machen will, bedient sich für den Einsatz am Pferd überwiegend der Trockenkonservierung.

Hier gilt: Die Trocknung sollte möglichst schonend erfolgen. Die biologisch aktiven Stoffe in den Kräutern vertragen nur selten Temperaturen über 40° C. Damit nicht für jede Pflanze die geeignete Trockentemperatur recherchiert werden muß, trocknet man alle grünen Pflanzenteile und Samen sicherheitshalber im Sommer im Schatten.

Lediglich sehr dicke Wurzeln werden, in dünne Scheiben geschnitten, im Backofen getrocknet, und auch dies geschieht so schonend wie möglich, also bei niedriger Temperatur.

Folgende Bach-Blüten eignen sich auch für Pferde:

① Olive (Olive)
② Mimulus (Gefleckte Gauklerblume)
③ Rock Rose (Gelbes Sonnenröschen)
④ Clematis (Weiße Waldrebe)
⑤ Beech (Rotbuche)
⑥ Aspen (Zitterpappel)
⑦ Oak (Eiche)

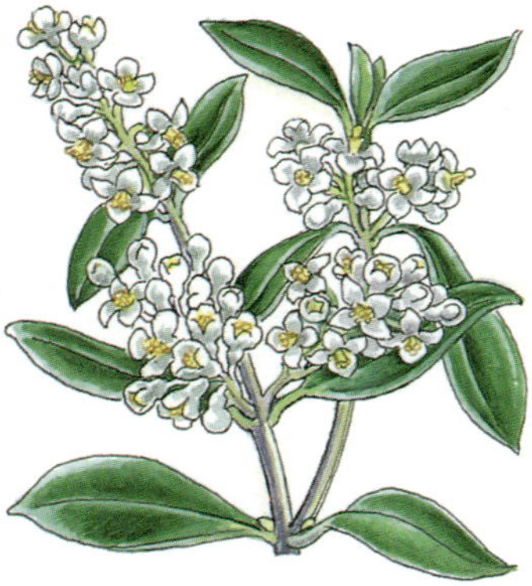

1

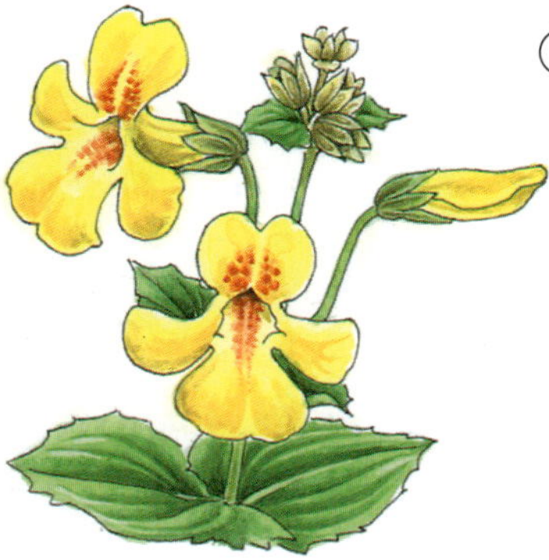

2

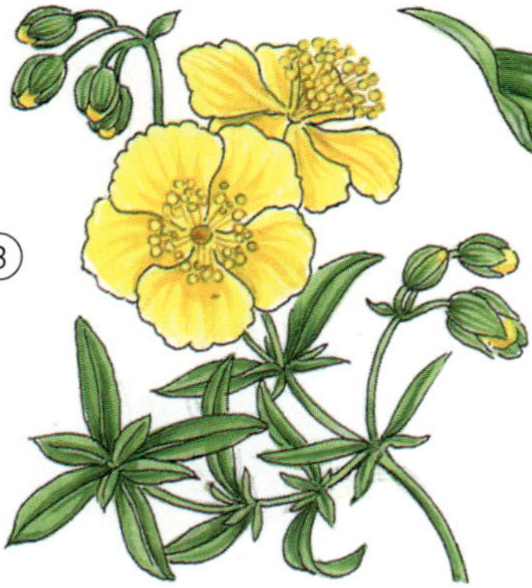

3

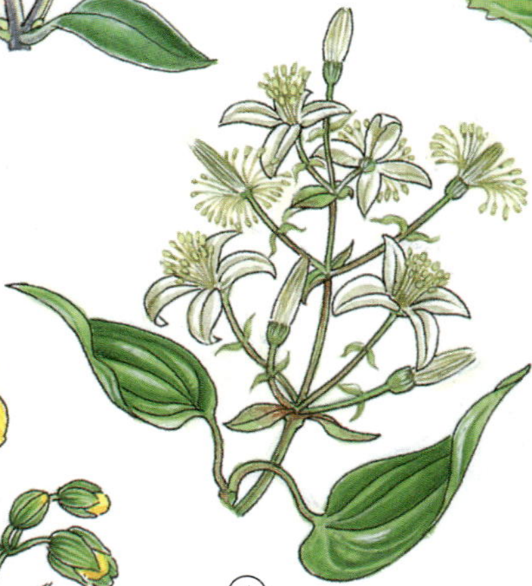

4

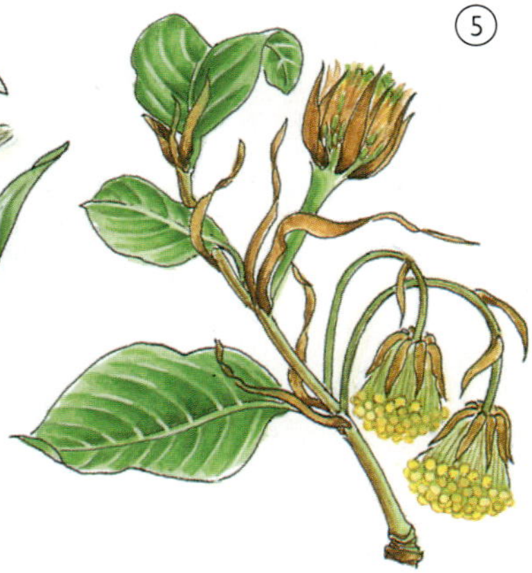

5

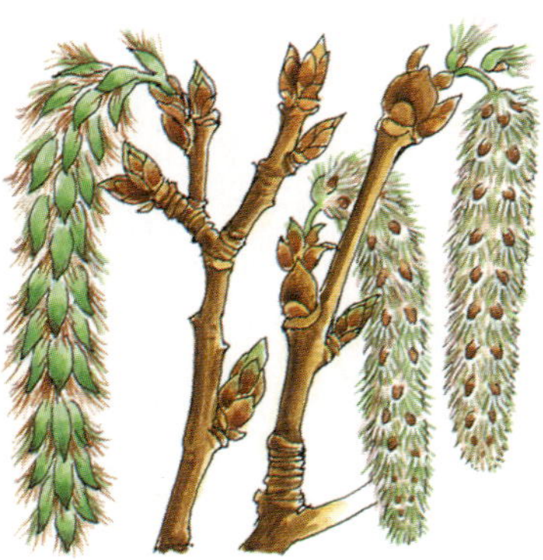

6

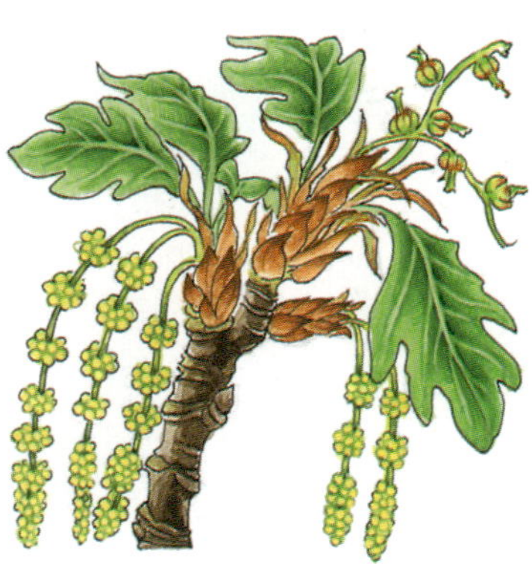

7

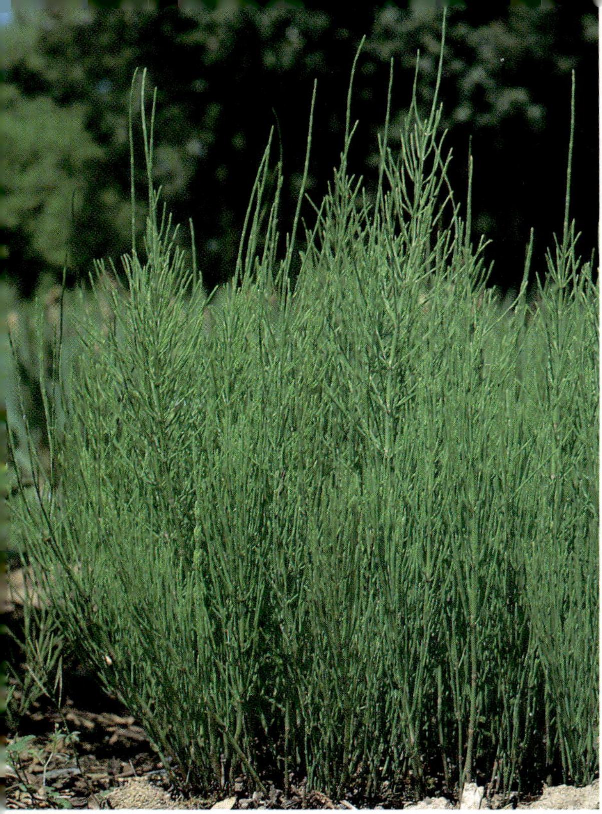
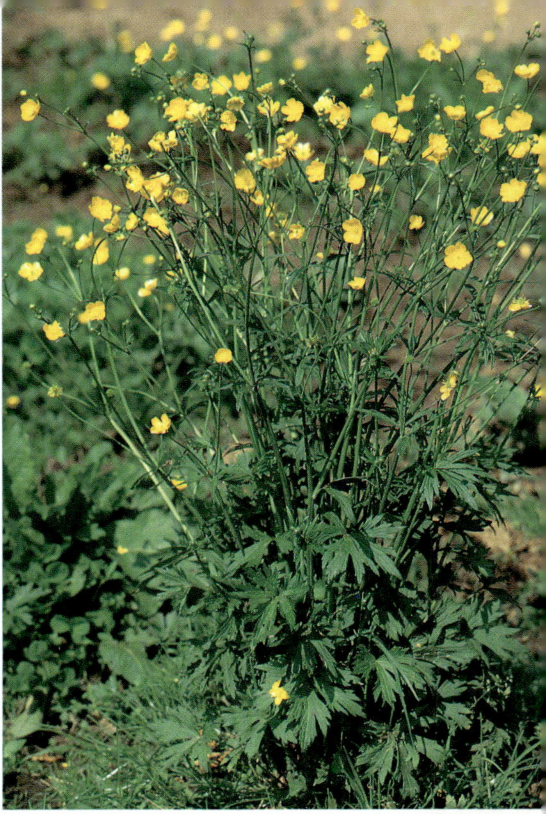
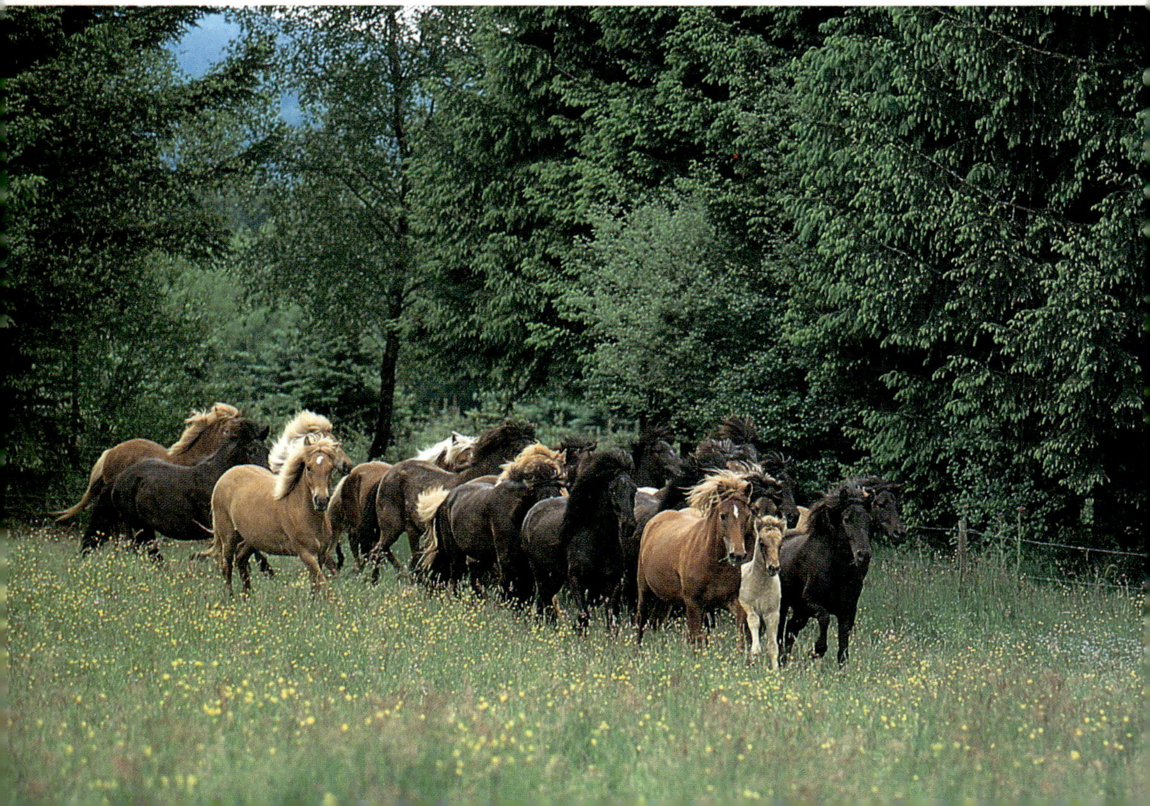

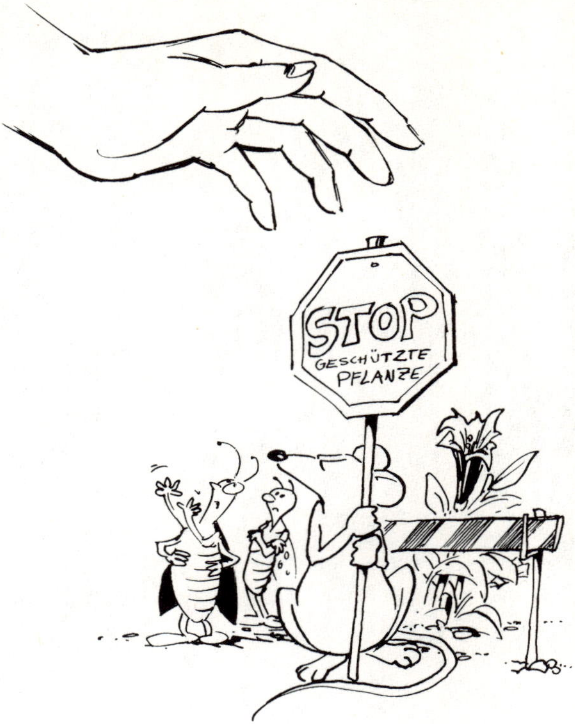


Oben: Keine Entnahme von Kräutern aus der Natur, wenn diese Pflanzen geschützt sind.

Oben links: Der Acker-Schachtelhalm hat bei längerer Anwendung eine positive Wirkung auf Fell- und Hufbeschaffenheit.
Oben rechts: Frischer Hahnenfuß ist schwach giftig, wird von Pferden aber gemieden. Durch Trocknung bei der Heugewinnung baut sich das Gift ab. Der Hahnenfuß zeigt versauerte Böden an.
Unten: Vorsicht bei Brachland mit unbekannter Vegetation! Auch instinktsichere Robustpferde meiden Giftpflanzen nicht immer. Der Bewuchs sollte deshalb im Bedarfsfalle von einem Fachmann überprüft werden.

Die Aufbewahrung der so gewonnenen Drogen erfolgt kühl, trocken und lichtgeschützt. Dazu eignen sich bei weniger streng riechenden getrockneten Pflanzen doppelwandige Papiertüten. Drogen mit intensivem Aroma bewahrt man getrennt von den übrigen auf, etwa in Glasbehältern. Die Vorräte sollten regelmäßig kontrolliert werden, verschimmelte oder anderweitig veränderte Kräuter sind nicht mehr brauchbar.

Von wenigen Ausnahmen abgesehen, sind die getrockneten Kräuter aus hygienischen und pharmakologischen Gründen zwei bis fünf Jahre verwendbar. Es empfiehlt sich trotzdem sehr, sie jedes Jahr frisch zu sammeln oder in kleinen

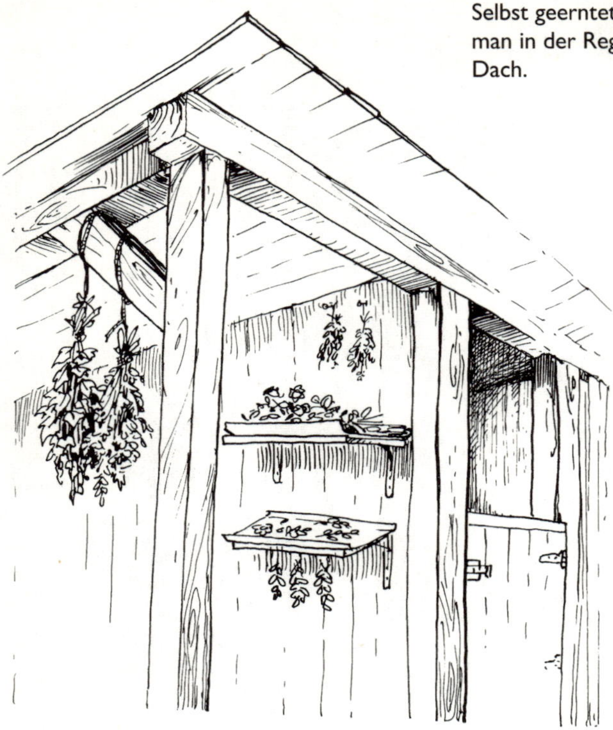

Selbst geerntete Heilkräuter trocknet man in der Regel im Schatten unterm Dach.

Mengen aus dem Handel zu beziehen, da die Wirksamkeit dann voraussichtlich höher ist.

## Zubereitung und Verabreichung

Die frische oder als Ganzes getrocknete Heilpflanze kann den Pferden zur inneren Behandlung direkt mit schmackhaftem Futter angeboten werden.

Bei der Behandlung von Hautkrankheiten und anderen äußeren Problemen ist es auch möglich, frische, zerstoßene Kräuter aufzulegen.

Über den Gebrauch der frischen oder als Ganzes getrockneten Pflanze hinaus bedient sich die Kräuterheilkunde verschiedener Darreichungsformen, um die Anwendungsmöglichkeiten zu verbessern und die Wirkstoffe in den Heilpflanzen zu konservieren. Diese Methoden entstammen überwiegend dem Humanbereich. Für Pferde ist jedoch zu bedenken, daß einige Darreichungsformen nicht sinnvoll einzusetzen sind.

Als **Infus** oder **Aufguß** bezeichnet man ein der Teeherstellung gleichendes Verfahren. Getrocknete oder frische Kräuter werden mit kochendem Wasser übergossen. Man läßt sie zehn Minuten ziehen und gießt dann ab. Bei der Zubereitung für den Menschen wird üblicherweise nur der wäßrige Anteil genutzt, nicht aber die ausgelaugten Pflanzenteile. Aufgüsse kann man wie Tee über das Futter geben oder äußerlich anwenden. Bei

Pferden sollte man auch die festen Bestandteile mit verfüttern. In der Regel ist ein Mengenverhältnis von etwa 200 ml Wasser auf 50 g Pflanzenmaterial sinnvoll.

Für ein **Dekokt**, also eine **Abkochung**, werden die Kräuter mit der doppelten Wassermenge für etwa eine Stunde gekocht, danach abgeseiht. Das Verfahren ist für Wirkstoffe geeignet, die sich nur schwer aus den Kräutern extrahieren lassen, wohl aber vergleichsweise hitzebeständig sind. Die Verwendung entspricht dem Aufguß. Die Abkochung setzt die Wirkstoffe einer unnötig langen Erhitzung aus. Dies mag für den Einsatz beim Menschen gerechtfertigt sein, dessen Verdauungstrakt nicht auf die Verarbeitung grobfaseriger Pflanzen eingestellt ist. Die Verdauung der Pferde jedoch erfordert eine solche Vorbereitung der Droge in der Regel nicht.

Als **Extrakt** bezeichnet man alkoholische Auszüge, die überwiegend äußerlich bei Prellungen, Verstauchungen und Blutergüssen eingesetzt werden, nicht aber zur Behandlung offener Wunden. Gelegentlich werden sie in wasserverdünnter Form auch innerlich angewendet. Damit eine ausreichende Qualität erzielt wird, sollte man alkoholische Auszüge aus dem Handel beziehen.

Fettlösliche Pflanzeninhaltsstoffe werden in **Ölen** gewonnen, etwa zur Herstellung von Johanniskrautöl (s. S. 71), und in der Regel nur äußerlich angewendet.

Für **Kompressen** und **Umschläge** nutzt man die frische oder getrocknete Heilpflanze, die auf einem Stück Baumwollstoff mit etwas heißem Wasser übergossen wird, um die Wirkstoffe zu aktivieren. Nach dem Abkühlen auf Hauttemperatur kann man damit äußere Wunden und Verletzungen behandeln.

Die Herstellung von **Salben, Pasten** und **Linimenten** sowie von **Elixieren** und **Sirup** sollte auch für die Anwendung am Pferd dem Apotheker überlassen bleiben.

Aus der Vielzahl der erwähnten Anwendungsformen ist in der Regel, neben der direkten Verfütterung der frischen oder getrockneten Droge, nur der Aufguß sinnvoll und auch für den Pferdehalter leicht praktikabel.

Von einem Aufguß erhält das Pferd, im Gegensatz zum Menschen, nicht nur den Tee, sondern auch das Kraut.

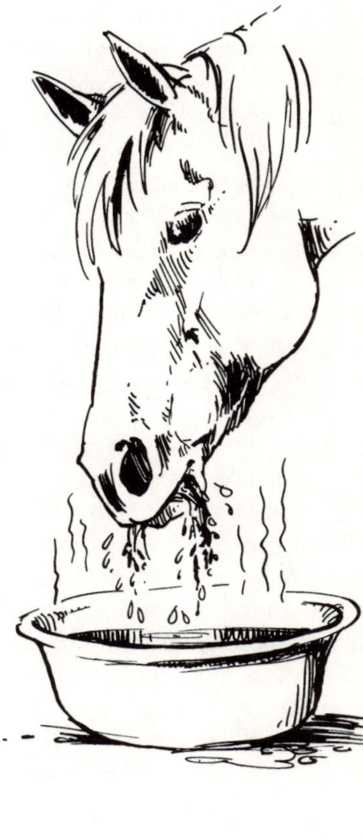

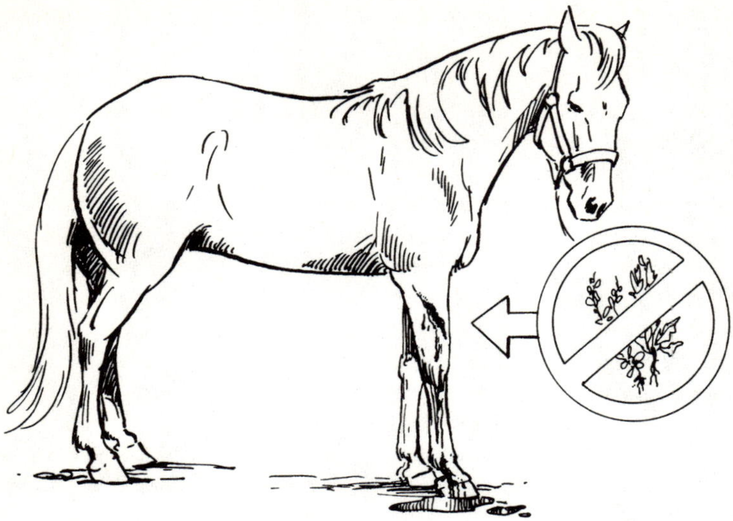

In frische Wunden gibt man vor der Untersuchung durch den Tierarzt gar nichts – auch keine Kräuter.

## Die sinnvolle Anwendung

Innere Anwendungen von Heilkräutern über einen Zeitraum von mehr als vier Wochen sollten sicherheitshalber mit dem Tierarzt abgesprochen werden, da einige Pflanzen durchaus Nebenwirkungen entfalten können.

Die äußere Anwendung von Heilkräutern und deren Verarbeitungsformen ist beim Pferd nur eingeschränkt sinnvoll. Ein erfolgsträchtiger Einsatzbereich sind Ekzeme und andere allergische Hauterkrankungen sowie schlecht heilende, alte Wunden, insbesondere, wenn diese zuzüglich infiziert und eitrig sind. Wichtig ist hier in der Regel jedoch ein gut gepolsterter Verband, wenn die Wunde im unteren Beinbereich liegt. Nur so kann der Bildung von »wildem Fleisch« vorgebeugt werden.

Pferdehalter sollten grundsätzlich keine Salben selbst herstellen, da solche Produkte nur zu leicht mit Fremdkeimen behaftet sind und die Wundheilung behindern können. Dies gilt insbesondere bei Augenverletzungen: Keine Salbe vor der Untersuchung durch den Tierarzt einbringen! Viel wichtiger ist es, bei Wunden aller Art den Impfschutz gegen Wundstarrkrampf (Tetanus) zu überprüfen und bei Wunden im Augenbereich den häufig auftretenden Juckreiz zu berücksichtigen: Nur ein gut gepolsterter Kopfverband oder eine ständige Beaufsichtigung des Pferdes kann hier schwere Schäden am Augapfel durch Scheuern verhindern.

## Bedeutung für die Fütterung

Freilebende Pferde hatten in der Natur und auch in einer intakten bäuerlichen Landwirtschaft früherer Zeiten die Möglichkeit, vielseitig zusammengesetzte Weiden zu begrasen und dabei auch ein großes Spektrum von Kräutern aufzunehmen. Die Versorgung mit Grundnährstoffen sowie mit Vitaminen, Mineralien und zahlreichen weiteren in ihrer Bedeutung teilweise noch nicht erforschten Wirkstoffen war daher besser. Außerdem bestand für die Tiere meist die Möglichkeit, besondere Pflanzen nach aktuellem Bedürfnis vermehrt zu fressen und auch auf diesem Weg eine Regulierung gesundheitlicher Probleme anzugehen.

Die heutigen Pferdeweiden sind in den meisten Fällen jedoch sehr einseitig zusammengesetzt. Frohwüchsige und ertragreiche Massengräser, unterstützt durch intensive Düngung und eine aufgrund von Übernutzung bedingte weitgehende Verarmung der Böden an wichtigen Strukturstoffen, haben die Kräuter fast vollständig verdrängt. Auffallend ist, wenn überhaupt, nur eine starke Durchsetzung mit Löwenzahn und leider auch oft mit dem unerwünschten Hahnenfuß.

Es tut also not, die fehlenden Vitalstoffe in der Nahrung des Pferdes zu ersetzen. Obwohl synthetisch hergestellte Mischungen von Vitaminen, Mineralien und Spurenelementen das Pferd rein rechnerisch ausreichend versorgen können, sollte man dennoch alternativ oder zuzüglich auf eine Versorgung mit Kräutern achten. Diese kann man zu jahreszeitlich bedeutsamen Zeitpunkten – Fellwechsel, Bedeckung, Turniersaison – zufüttern oder, besser noch, auch im Weideaufwuchs durch gezielte Nachsaat etablieren.

Außerdem ist es sinnvoll, Pferden bei bekannter Anfälligkeit für bestimmte Krankheiten entsprechende spezielle Kräutermischungen zu verabreichen, am besten kurmäßig für jeweils mindestens vier bis sechs Wochen. Unter anderem ist das wiederholte Auftreten von Koliken, Hustenerkrankungen und Hautallergien trotz intensiver Suche nach den eigentlichen Ursachen ein sinnvolles Anwendungsgebiet für Heilkräuter.

## Handelsübliche Kräutermischungen

Kräutermischungen für spezielle Einsatzgebiete werden kommerziell über Futtermittelhandel und Reitsportbedarf angeboten. Am häufigsten sind Hustenmischungen, aber auch Kompositionen zur Appetitsteigerung, zur Vorbeugung von Koliken und zur Verbesserung von Haut und Fell sind im Handel.

Aufgrund der Gesetzgebung wird man nicht auf schädliche oder giftige Kompo-

**Vorsicht bei Verletzungen!**

Frische Wunden werden grundsätzlich nicht berührt, sondern möglichst sauber verbunden und dem Tierarzt umgehend vorgeführt. Auch das Auflegen natürlicher Heilkräuter kann hier aufgrund der Infektionsgefahr mehr schaden als nützen und die Übersicht verschlechtern, wenn der Tierarzt eine Wundnaht vornehmen muß.

nenten stoßen, auch erfüllen die Einzelkräuter in der Regel das Wirkungsspektrum, für das sie angegeben sind. Große Unterschiede finden sich jedoch oft in der gewichtsmäßigen Verteilung der einzelnen Bestandteile.

So werden etwa in Hustenmischungen die schweren und billigen getrockneten Fichtenspitzen bevorzugt eingesetzt. Der Preis kann hier durchaus als Erstorientierung dienen, wenn man verschiedene Mischungen bezüglich der Inhaltsstoffe vergleicht. Eine ausgewogene Verteilung rechtfertigt einen höheren Preis ohne weiteres.

Die Heilpflanzen sollten möglichst keinen mechanischen oder chemischen Verfahren unterzogen worden sein, um nicht die bereits erwähnten wertvollen Nebenwirkstoffe zu zerstören und die Effektivität zu reduzieren. Je frischer, unbehandelter und natürlicher die Verabreichung erfolgt, desto besser die Wirkung.

Einige Firmen bieten pelletierte Kräuterfutter an. Solange die Wirkstoffe nicht zugunsten der billigen Füll- und Strukturstoffe reduziert werden, kann der Erwerb dieser Produkte insofern vorteilhaft sein, als man auch bei Weidepferden leichter aus der Hand füttern kann, ohne weiteres Kraftfutter, wie bei losen Kräutern, anbieten zu müssen. Einige Pferde akzeptieren bittere Pflanzen in dieser Verpackung besser. Ansonsten ergeben sich im Vergleich zu losen Kräutern kaum Vorteile.

Unabhängig von der Darreichungsform sollte man Kräuterfutter ebenso kritisch kontrollieren wie die anderen Bestandteile der Ration. Übermäßige Verschmutzung, Sand, kleine Steinchen, starke geruchliche Abweichungen oder gar eine Verpilzung sind zwar selten, können aber dennoch nicht ausgeschlossen werden. Und natürlich haben auch getrocknete Kräuter ein Mindesthaltbarkeitsdatum, nach dessen Ablauf sie zwar noch einsetzbar sind, die Wirkung sich aber möglicherweise allmählich abschwächt.

## Die Kräuterweide

Eine artenreiche, mit vielen Heilkräutern durchsetzte Pferdeweide ist Prophylaxe und Therapie zugleich.

Meist übernimmt der Pferdehalter jedoch bereits angelegte Weiden, die nicht selten zur Massenproduktion von Gras für die Rinderhaltung genutzt wurden oder, oft weitaus ungünstiger, von Pferden überweidet und damit in ihrer Zusammensetzung erheblich beeinträchtigt wurden.

Um den Bewuchs solcher Weiden auf Dauer zu verbessern, ist der Umbruch der Grasfläche mit anschließender Neusaat nicht unbedingt die beste Möglichkeit. Dieses Verfahren ist sehr zeitaufwendig, da das Weideland in den ersten beiden Jahren nicht von den Pferden begangen, sondern nur zur Gewinnung von Heu oder Silage gemäht werden kann. Auch ist das Wurzelwerk einer gewachsenen Wiese unempfindlicher gegen Trokkenheit und beständiger gegen die Huftritte der Pferde.

Günstiger ist also eine gezielte Nachsaat der fehlenden Gräser und Kräuter. Die Voraussetzung besteht bei überweideten, versauerten Pferdeweiden meist in einer Kalkung und der Zufuhr von Humus aus gutem Kompost oder lange gelagertem Pferde- bzw. Rindermist. Überdüngte Rinderweiden hingegen sollte

## Mit Kräuterdüften gegen Angstgeruch

Viele Reiter und Pferdehalter kennen diese Situation: Schon auf der Weide ist das Pferd mißtrauisch und ängstlich, es läßt sich schlecht einfangen, oftmals nur von bestimmten Personen. Unter dem Sattel neigt das Tier zu Angstreaktionen, ist schreckhaft und von unharmonischem Verhalten. Nun wird der Reiter seinerseits unsicher und ängstlich, und diese Reaktion treibt das Pferd immer tiefer in Furcht oder gar Panik. Hier kann eine Mischung aus Zimtöl, Zitronenöl und Nelkenöl Abhilfe schaffen, wenn sich der Mensch damit Hände und Stirn einreibt. So wird der spezifische Angstgeruch überdeckt, und die verhängnisvolle Spirale wird unterbrochen. Überdies wirkt diese Geruchsmischung auf viele Pferde anziehend und flößt ihnen zusätzlich Vertrauen ein.

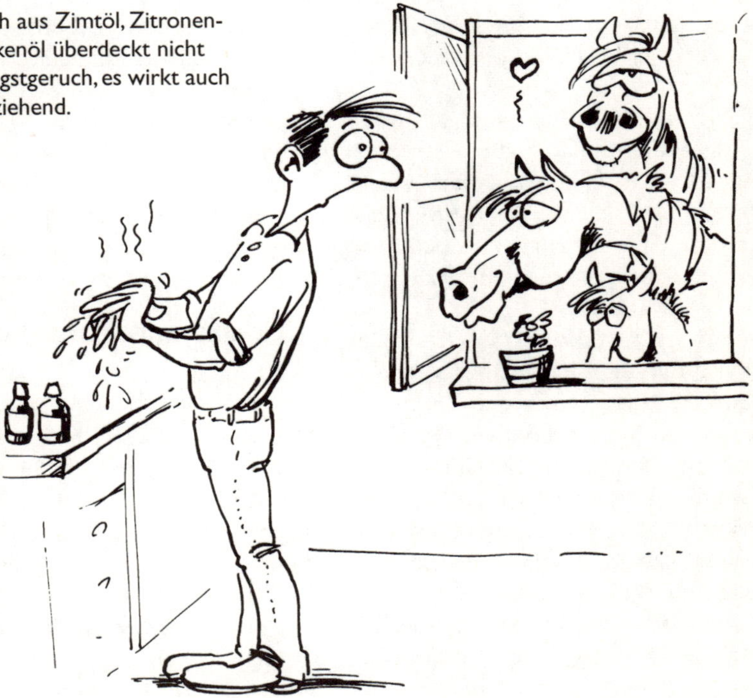

Ein Gemisch aus Zimtöl, Zitronenöl und Nelkenöl überdeckt nicht nur den Angstgeruch, es wirkt auch äußerst anziehend.

man zunächst nicht mehr weiter mit Stickstoff belasten. Eine Bodenprobe untersuchen zu lassen ist in jedem Fall sinnvoll, um den Düngungsbedarf zukünftig genau zu errechnen.

Zum Erhalt der nun mühsam verbesserten Weide muß diese sorgsam behandelt und jeder Faktor vermieden werden, der die empfindlicheren Gräser und Kräuter zugunsten robusterer Arten schwächt. Jede Überweidung mit zu kurzem Verbiß ist zu vermeiden, ebenfalls eine hohe Besatzdichte bei nassem Wetter sowie zu frühe Beweidung im Frühling.

Die Düngung erfolgt bedarfsgerecht bei eher knapper Versorgung mit Stickstoff. Man bevorzugt Kompost und gut gelagerten Mist. Hilfreich ist auch das regelmäßige Absammeln des Pferdekotes, ideal die wechselweise Beweidung durch Rinder.

Die Heuernte sollte vergleichsweise spät erfolgen, um auch die wertvollen Kräuter zu erfassen und für den Winter zu konservieren, die im Wachstum meist hinter den Gräsern zurückbleiben. Auf ein zu tiefes Ausmähen ist zu verzichten.

Ein schwieriges und ideologisch oftmals belastetes Kapitel ist das überbordende Massenwachstum einzelner robuster Gräser und Kräuter, besonders wenn diese von den Pferden verschmäht werden oder gar eine schwache Giftigkeit aufweisen, wie etwa der Hahnenfuß (*Ranunculus*-Arten). Zunächst sollte eine ursächliche Klärung versucht werden. So zeigt der Hahnenfuß eine Versauerung des Bodens an, große Mengen Löwenzahn werden durch reichliche Düngung mit Stickstoff provoziert. Mechanischen Verfahren zur Regulation sollte der Vorzug gegeben werden. Mehrfaches tiefes Ausmähen vor der Blüte etwa kann hilfreich sein, aber auch das Ausstechen des Wurzelstockes ist manchmal erforderlich. Dabei ist Vorsicht geboten, da einige Pflanzen auf diesem Wege auch in der Verbreitung gefördert werden, etwa Disteln. Man sollte sich vorher genau informieren.

Sind solche Verfahren nicht ausreichend, nicht effektiv oder einfach zu anstrengend, so sollte der Einsatz von Herbiziden sorgfältig geplant werden, um die leider fast immer damit verbundene teilweise Zerstörung der erwünschten Kräuter zu begrenzen.

Die Rückstandsproblematik ist sowohl ein ökologisches Problem als auch eine Belastung für die Pferde. Angesichts der Kürze eines Pferdelebens und der daher geringeren Anreicherung von Giftstoffen im Körper sollte der letztgenannte Aspekt aber nicht überbewertet werden. Realistisch ist sicher auch das Argument, daß eine artenreiche Weide mehr Vorteile bietet als Schäden durch seltenen Einsatz von Chemikalien zu erwarten sind.

## Hochwertige Gräser und Kräuter

Der Schaffung einer hochwertigen Kräuterwiese liegt zumeist der Gedanke zugrunde, seinen Pferden eine gesunde, vielseitige Ernährungsbasis zu geben und damit vor allem den »Zivilisationskrankheiten« vorzubeugen.

Der verantwortungsbewußte Pferdehalter sollte aber auch die ökologischen Vorteile dieser Form der Weidewirtschaft betrachten. Während artenarme reine Grünlandweiden, die unter intensiver Düngung der Produktion von Massengräsern dienen, ökologische Wüsten sind, stellt die artenreiche Kräuterwiese ein wichtiges Biotop für viele Insekten und andere Kleinstlebewesen dar, die andernorts in unserer Kulturlandschaft nur geringe Überlebensmöglichkeiten haben. Rechnet man die Schonung des Grundwassers durch den Verzicht auf stickstoffhaltige Düngemittel oder deren sparsamen Einsatz hinzu, der den Nitrateintrag verringert, so ist die Bilanz nicht nur für die Pferde positiv und trägt überdies dazu bei, das Image der Reiterschaft und der Pferdehalter in der Öffentlichkeit zu verbessern.

Eine vollwertige Pferdeweide sollte aus ernährungsphysiologischen und gesundheitlichen Gründen eine große Bandbreite von Gräsern und Leguminosen (Schmetterlingsblütengewächse, z. B. Klee) aufweisen sowie möglichst viele Kräuter.

Typische **Obergräser** sind Knäuelgras (*Dactylis glomerata*), Wiesenfuchsschwanz (*Alopecurus pratensis*), Wiesenlieschgras (*Phleum pratense*) und Wiesenschwingel (*Festuca pratensis*).

Typische **Untergräser** sind Weidelgras (Lolch, *Lolium*-Arten), Wiesenrispengras (*Poa pratensis*), Rotschwingel (*Festuca rubra*) und Straußgras (*Agrostis tenuis*).

Obergräser werden durch Heugewinnung gestärkt, Untergräser hingegen durch Weidenutzung. Um eine ergiebige Pferdeweide zu erhalten, empfiehlt sich die sorgsame Pflege besonders der Untergräser.

Als mögliche **Leguminosen** kann man Bockshornklee (*Trigonella foenum-graecum*), Luzerne (*Medicago sativa*), Weißklee (*Trifolium repens*) und Wiesenrotklee (*Trifolium pratense*) verwenden.

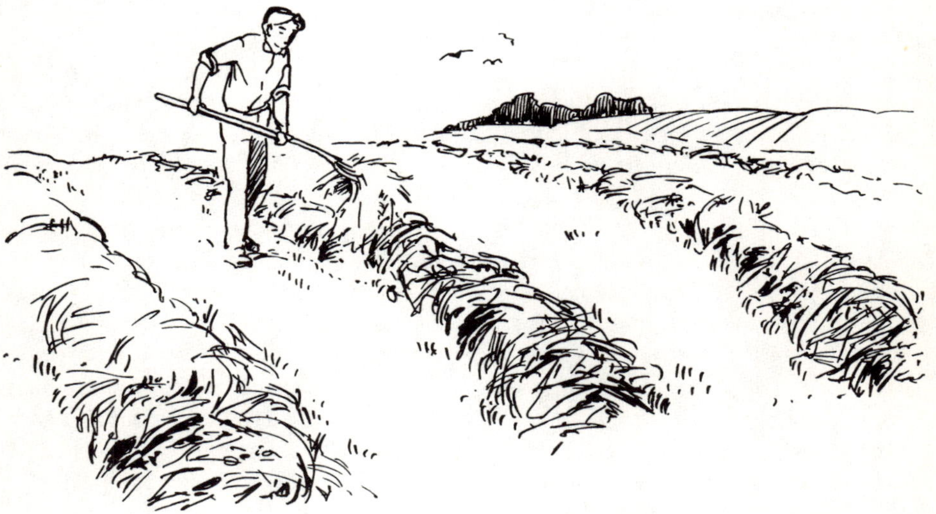

Die schonendste Gewinnung von Kräuterheu besteht in der Handernte.

Eine sinnvolle Auswahl aus der Vielzahl der möglichen **Kräuter** richtet sich zunächst nach dem Weidestandort: Während anspruchslose Kräuter fast überall anzusiedeln sind, wird man solche mit ausgeprägten Vorlieben für sonnige, trockene, feuchte, kalkhaltige, stickstoffreiche oder andere spezielle Gegebenheiten nicht unbedingt überall heimisch machen können. Auch sollte man berücksichtigen, daß einige Kräuter zwar sehr gesund sind, von den Pferden aufgrund enthaltener Bitterstoffe aber in der Regel verschmäht werden, insbesondere im frischen Zustand.

Eine auf vielen Böden ausdauernde **Grundmischung** besteht aus folgenden vier Basispflanzen:

Gänseblümchen (*Bellis perennis*), Gemeiner Löwenzahn (*Taraxacum officinale*), Gemeine Schafgarbe (*Achillea millefolium*) und Spitzwegerich (*Plantago lanceolata*).

Die aus gesundheitlichen Gründen erwünschten Großen Brennesseln (*Urtica dioica*) stellen sich ohnehin ein und werden auf stickstoffreichen Böden schnell zur Plage. Die Pferde fressen sie nur im angewelkten Zustand, also nach dem Nachmähen einer Koppel oder Parzelle. Dies gilt auch für junge bis mittelgroße Disteln.

In einigen klimatischen Lagen weniger ausdauernd, aber sehr erstrebenswert als **Ergänzung** sind die folgenden Pflanzen:

Echte Kamille (*Matricaria recutita*), Gemeiner Beifuß (*Artemisia vulgaris*), Gemeines Hirtentäschelkraut (*Capsella bursa-pastoris*), Melisse (*Melissa officinalis*), Pfefferminze (*Mentha piperita*) und Weiße Taubnessel (*Lamium album*).

Der Echte Salbei (*Salvia officinalis*) ist zwar wünschenswert, wird von den Pferden aber meist verschmäht. Das gilt auch für den Rainfarn (*Tanacetum vulgare*). Huflattich (*Tussilago farfara*) sollte aufgrund der nicht unbedenklichen Inhaltsstoffe nur in geringer Menge vorhanden sein.

Zur **Abrundung** geeignet sind:

Acker-Schachtelhalm (*Equisetum arvense*), Echtes Mädesüß (*Filipendula ulmaria*), Große Bibernelle (*Pimpinella major*), Gundermann (*Glechoma hederacea*), Kleiner Wiesenknopf (*Sanguisorba minor*) und Vogel-Sternmiere (*Stellaria media*).

Diese Pflanzen sind teilweise empfindlicher und halten sich auf Pferdeweiden schlecht, wenn diese intensiv genutzt, tief verbissen und überdüngt werden.

## Giftpflanzen

In der erwünschten Artenvielfalt einer reichhaltigen Kräuterwiese können auch für Pferde schädliche Pflanzen stehen.

Es empfiehlt sich daher, eine neu in Beweidung genommene Wiese auf Giftpflanzen zu untersuchen. Das Risiko ist natürlich geringer, wenn dieses Weideland auch vorher von Pferden, Rindern oder Schafen genutzt wurde.

Eine gefährliche Situation kann sich aber bei erstmaliger Nutzung von bisher unbewirtschafteten Brach- und Ödlandflächen ergeben. Hier ist eine sorgfältige Kontrolle wichtig, zu der man im Zweifelsfall einen Fachmann mitnehmen sollte. Zu berücksichtigen ist dabei, daß bestimmte Pflanzen für einige Nutztiere mehr, für andere weniger giftig sind.

Auch ist die Instinktsicherheit, mit der

**Vorsicht, Gift im Heu!** ⚠

Mit einigen wenigen Ausnahmen, beispielsweise bei Hahnenfuß, bleibt die Giftwirkung schädlicher Pflanzen natürlich auch im Heu enthalten! Da getrocknete Giftpflanzen von Pferden teilweise nicht erkannt werden, ist die Vergiftungsgefahr daher besonders groß.

schädigende Pflanzen vermieden werden, bei den Pferden individuell recht unterschiedlich. Den Verlockungen einer saftigen Eibenhecke (*Taxus baccata*) etwa kann auch ein Islandpferd bei Heufütterung im Winter kaum widerstehen. Andererseits wird die Herbstzeitlose (*Colchicum autumnale*) von vielen Weidetieren als giftig erkannt und gemieden. **Auf die vermeintliche Instinktsicherheit sollte man sich keinesfalls verlassen!**

Unter anderen gehören folgende Kräuter nicht auf eine Pferdeweide (Im folgenden wird nur eine Auswahl von Standorthinweisen angegeben; sie bedeuten lediglich eine Häufung, die Pflanze ist selbstverständlich auch andernorts zu erwarten!):

**Sehr giftig:**
Bilsenkraut (*Hyoscyamus niger*)
Eisenhut (*Aconitum*)-Arten; Mittelgebirge, Voralpen
Gefleckter Schierling (*Conium maculatum*)
Kreuzkraut (*Senecio*)-Arten; Trockenwiesen
Roter Fingerhut (*Digitalis purpurea*); Waldränder, Wiesen, Gärten
Stechapfel (*Datura stramonium*)
Sumpfschachtelhalm (*Equisetum palustre*); Feuchtwiesen
Tollkirsche (*Atropa belladonna*)
Wasserschierling (*Cicuta virosa*); Wassergräben

**Giftig:**
Adonisröschen (*Adonis vernalis*); warmtrockene Kalkböden
Arnika (*Arnica montana*); Mittelgebirge, Voralpen
Nachtschatten (*Solanum*)-Arten
Herbstzeitlose (*Colchicum autumnale*); Mittelgebirge, Voralpen
Lupinen (*Lupinus*)-Arten
Maiglöckchen (*Convallaria majalis*); Waldränder
Nieswurz (*Helleborus*)-Arten
Scharfer Hahnenfuß (*Ranunculus acris*); Feuchtwiesen
Schöllkraut (*Chelidonium majus*)
Tabak (*Nicotiana*)-Arten
Weißer Germer (*Veratrum album*); Mittelgebirge, Voralpen

**Schwach giftig:**
Adlerfarn (*Pteridium aquilinum*); Feuchtwiesen, Waldränder
Attich (*Sambucus ebulus*)
Bärlauch (*Allium ursinum*)
Besenginster (*Sarothamnus scoparius*); Heidelandschaften
Buchweizen (*Fagopyrum*)-Arten; Trockenwiesen
Johanniskraut (*Hypericum*)-Arten; Trockenwiesen
Mistel (*Viscum album*)
Sumpfporst (*Ledum palustre*)
Wolfsmilch (*Euphorbia*)-Arten; Trokkenwiesen

**Häufige giftige Sträucher, Hecken und Bäume:**
Buchsbaum (*Buxus sempervirens*)
Eibe (*Taxus baccata*)
Eiche (*Quercus*)-Arten
Goldregen (*Laburnum anagyroides*)
Lebensbaum (*Thuja occidentalis*)
Oleander (*Nerium oleander*)
Robinie, Falsche Akazie (*Robinia pseudacacia*)
Sadebaum (*Juniperus sabina*)
Seidelbast (*Daphne mecerium*)

**Die Aufzählungen können an dieser Stelle keineswegs alle Giftpflanzen erfassen und erheben keinen Anspruch auf Vollzähligkeit! Im Einzelfall muß ein Botaniker oder anderer Fachmann um Rat gebeten werden.**

## Heuernte

Eine Kräuterwiese im Wechsel mit der Beweidung durch Pferde auch zur Heugewinnung zu nutzen hat mehrere Vorteile. Im Vergleich zur direkten Beweidung stellt die Heuernte eine geringere Belastung der Grasnarbe durch Pferdetritte dar. Auch konserviert man auf diese Weise einen Teil der Wirkstoffe für den Winter.

Erfolgt die Mahd erst nach der Blüte, haben die Kräuter die Möglichkeit zur Vermehrung. Man sollte nicht zu kurz mähen, eine halbe Handbreite darf die Resthöhe der Stoppeln durchaus betragen. So wird zwar etwas weniger Heu gewonnen, aber die Schäden durch Austrocknung und Erosion eines kahlrasierten, freigelegten Bodens würden erheblich schwerer wiegen.

Es ist ideal, zum Mähen keinen modernen Kreiselmäher, sondern einen altmodischen Mähbalken zu verwenden. Sinngemäßes gilt für das Wenden: Die altertümliche Heuspinne wendet das Mähgut schonender als ein hochtourig arbeitender Gabelwender, der insbesondere zum Ende der Trocknung für große Bröckelverluste sorgt. Dann gehen die besonders wertvollen Anteile verloren. Diese Gefahr ist bei Kräutern aufgrund der unterschiedlichen Struktur größer als bei Massengräsern.

# Kräuterrezepte

Geeignete Kombinationen von Heilkräutern können bei vielerlei Problemen helfend, therapieunterstützend oder vorbeugend eingesetzt werden. Dabei gibt es ganz typische Anwendungsgebiete, die bedingt sind durch kleinere Verletzungen oder spezielle Belastungen, wie sie nicht zuletzt durch die Nutzung von Pferden immer wieder vorkommen. Bei Satteldrücken, chronischem Husten, Ekzemen oder Insektenstichen können Kräutermischungen und deren richtige Anwendung die Ausheilung spürbar unterstützen. Geordnet nach Einsatzbereichen finden Sie deshalb auf den folgenden Seiten Rezepte, die Ihnen den gezielten Einsatz von Kräuterzusammenstellungen erleichtern sollen.

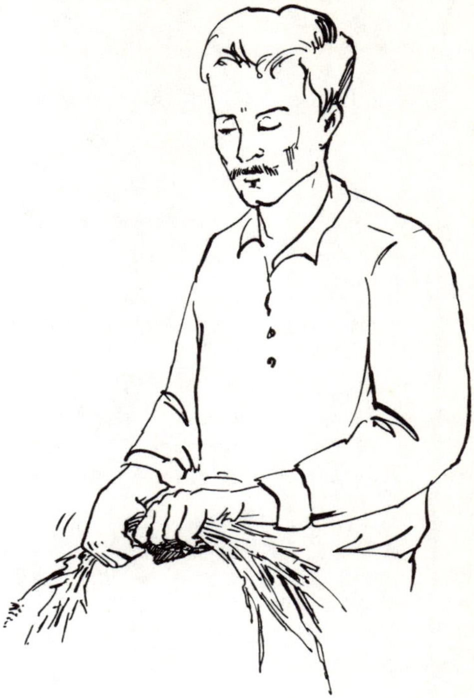

Das Heu knistert beim Zwirbeln, einige Halme brechen: Jetzt ist es trocken genug und kann eingebracht werden.

## Sommerekzem und allergische Hauterkrankungen

Zeigt die Haut eines Pferdes Symptome einer allergischen Erkrankung, so ist die lokale Behandlung dieses Organes allein oft nicht erfolgversprechend. Die Ausscheidung von Endprodukten des Stoffwechsels geschieht nicht nur über die Nieren und das Leber-Galle-System, sondern auch durch Haut und Schleimhäute. Zur Entlastung der Haut ist es daher sinnvoll, eine intensive Ausleitung über

**Wichtig: Die Trocknungszeit**

Je kräuterreicher die gemähte Wiese ist, desto derber sind die Stengel. Die Trocknungszeit kann daher bis zu zwei Tage länger sein als bei gräserreichem Heu unter denselben Bedingungen. Auch Kräuterheu muß den »Knistereffekt« als Kennzeichen der Erntereife aufweisen. Andernfalls drohen Verpilzung während der Lagerung und erhöhte Brandgefahr durch Überhitzung des Heulagers während der Fermentationsphase.

**Auch wenn es »nur« ein Ekzem ist – Vorsicht!**

Treten Hauterkrankungen erstmalig auf, empfiehlt sich trotz der Kräuterbehandlung eine baldige Diagnose durch einen Tierarzt, damit Infektionen nicht verschleppt oder weitere Symptome übersehen werden, die auf eine schwerwiegende innere Krankheit deuten.

die Nieren vorzunehmen und den Stoffwechsel anzuregen.

Zur ganzheitlichen inneren Behandlung eignet sich die folgende Mischung:

Brennessel 500 g, Kamille 400 g, Löwenzahn 400 g, Salbei 400 g und Acker-Schachtelhalm 400 g.

Der Patient erhält mit dem Futter täglich 75 g der Mischung. Die Menge reicht dann für etwa vier Wochen.

Eine Linderung der Hautsymptome erreicht man auch durch eine lokale Behandlung mit der folgenden Mischung:

Kamille 200 g und Ringelblume 200 g mit 1 l kochenden Wassers überbrühen, nach Abkühlung abseihen, den Tee nach Bedarf auf die veränderten Hautareale auftragen. Geeignet ist auch stark mit Wasser verdünntes Teebaum-Öl (*Melaleuca alternifolia*).

Sind Pferde bekanntermaßen für das **Sommerekzem** anfällig, sollte die innere Behandlung etwa sechs Wochen vor dem zu erwartenden Auftreten der ersten Symptome einsetzen. Weitere flankierende Maßnahmen sind natürlich trotzdem erforderlich: intensiver Insektenschutz, eine bedarfsgerechte, eher knappe Fütterung, Einschränkung des Weideganges und zeitweiliges Aufstallen, wenn sich das Pferd trotzdem sichtlich unwohl fühlt. Wird der Juckreiz unkontrollierbar und quälend für das Tier, muß er unbedingt vom Tierarzt behandelt werden.

## Insektenstiche und Satteldruck

Lebensbedrohlich können Insektenstiche im inneren Halsbereich und am Kehlkopf durch Erstickungsgefahr werden. In seltenen Fällen sind auch unterschiedlich schwere Kreislaufsymptome zu beobachten. Dann ist der Tierarzt umgehend zu benachrichtigen!

**Juckreiz kann gefährlich werden**

Insektenstiche im Augenbereich können zu außerordentlichem Juckreiz führen. Betroffene Pferde scheuern sich rücksichtslos, und es besteht in kürzester Zeit die Gefahr schwerer Augenschäden mit Erblindung. Solche Tiere müssen unbedingt unter kontinuierlicher Kontrolle verbleiben. Bei zeitweiliger Abwesenheit muß ein robuster, sehr sicher sitzender Kopfverband angelegt werden, der das Auge schützt.

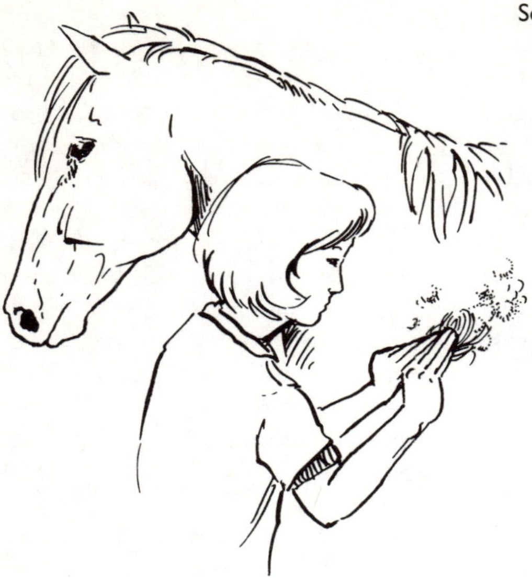

Soforthilfe bei Insektenstichen: Eine Scheibe rohe Zwiebel auflegen.

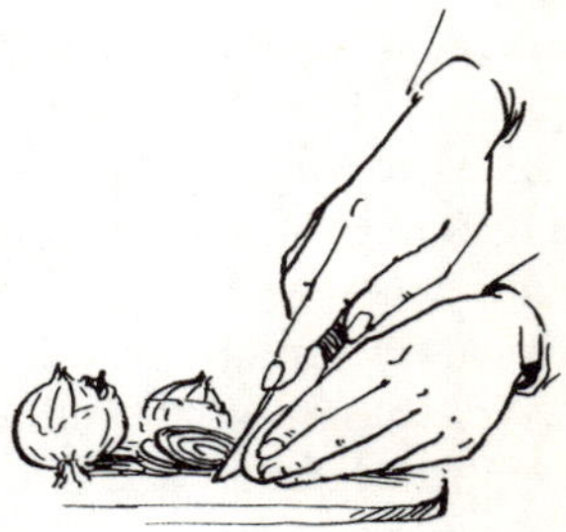

Bei Stichen an anderen Körperstellen und bei Sattel- oder Geschirrdruck stehen Schwellung, Schmerz und möglicherweise offene Wunden im Vordergrund. In diesen Fällen ist es das Ziel der Therapie, die unangenehmen Symptome zu lindern.

Eine schnelle und zuverlässige Soforthilfe besteht darin, leicht angequetschte Zwiebelscheiben mit einem provisorischen Verband auf dem Stich zu fixieren. Legt man solche Verbände im Beinbereich an, müssen sie unbedingt reichlich gepolstert werden, etwa mit Verbandwatte oder Frotteehandtüchern. Sonst droht das Absterben der Haut unter dem Verband.

Bei Stichen an ungünstigen Körperstellen, auf denen kein Verband hält, kann man den aus einer frischen Zwiebel gequetschten Saft einmassieren. Zwiebeln enthalten natürliche Antihistamine, die die weitere Ausschüttung von allergisierenden Botenstoffen hemmen und damit ein weiteres Anschwellen und Juckreiz bremsen. Alternativ dazu kann auch frischer Knoblauch benutzt werden.

Ergänzend sollte man nach Möglichkeit frisch zerquetschte Blätter von Pfefferminze oder Melisse auflegen. Eine Aufkochung aus den genannten Kräutern kann ebenfalls verwendet werden.

Gut wirksam und auch auf Wanderritten leicht mitzuführen ist Teebaum-Öl. Das vorsichtige Einmassieren einiger Tropfen bringt meist spontane Erleichterung. Für frische, offene Wunden nach Satteldruck ist Teebaum-Öl allerdings nur in starker Verdünnung geeignet. Besser wendet man hier eine in der Apotheke erhältliche Ringelblumensalbe an, die eine rasche Heilung bewirkt.

## Insektenabwehr

Insekten, insbesondere Bremsen und andere Stechinsekten, können in den Sommermonaten zu einer Qual für empfindliche Pferde werden und auch den Reitern die Freude an Ausritten schmälern.

Fernhalten lassen die Störenfriede sich mit der folgenden Mischung:

1 Teelöffel Nelkenöl, 1 Eßlöffel Eukalyptusöl, 1 Tasse Baby- oder Eukalyptus-Badeöl, 1 Tasse Wasser, 2 Tassen Obstessig; die Flüssigkeiten werden gut verrührt. Die Mischung kann in eine Sprühflasche abgefüllt und aufgesprüht oder, etwa im Kopfbereich, mit einem Schwamm aufgetragen werden.

Wollen Sie Ihr Pferd über die Zeit des Ausrittes hinaus auch auf der Weide schützen, sollten Sie die Mischung neu auftragen, wenn es nach dem Schwitzen wieder abgetrocknet ist.

## Hustenerkrankungen

Fast allen chronischen Hustenerkrankungen der Pferde liegt letztlich eine Allergie auf den mit Schimmelpilzen belasteten Staub aus Heu und Stroh zugrunde. Dauerhafte Abhilfe schafft also nur eine durchgreifende Änderung der Haltungsform: Ohne staubarme Haltung in Offenboxen, unter Verfütterung von völlig durchnäßtem Heu und Ersatz der Stroheinstreu durch andere Materialien sind solche Patienten zum Tode durch die sogenannte Dämpfigkeit verurteilt. Weder die schulmedizinische Therapie noch irgendeine naturheilkundliche Maßnahme kann diesen Prozeß aufhalten, wenn der Patient weiterhin dem Schimmelstaub ausgesetzt ist.

Ein wichtiges Einsatzgebiet für die Anwendung von Kräutern besteht jedoch gerade bei chronischen Hustenpferden in der Beseitigung des zähen Bronchialschleimes, der den Tieren das Atmen erschwert und einen gefährlichen Nährboden für Bakterien darstellt. Die als Sekretolytika und Expektorantien bezeichneten Produkte der pharmazeutischen Industrie können mit Vorteil durch entsprechende Heilpflanzen ersetzt werden, wenn diese rechtzeitig und über einen Zeitraum von etwa vier bis sechs Wochen verabreicht werden.

Bei **chronischem Husten** und starker Verschleimung mischt man die 1. Hustenmischung:

Anis 125 g, Eibisch 500 g, Schlüsselblume 100 g, Spitzwegerich 250 g und Süßholz 250 g.

Das Pferd erhält täglich 50 g dieser Mischung. Die Menge reicht für etwa drei Wochen. Die Kur wird bei Bedarf um weitere drei Wochen verlängert.

Bei **akutem, fieberhaftem Husten**, der trocken und quälend ist, nimmt man von der 1. Hustenmischung jeweils die halben Mengen. Hinzu fügt man mit folgenden Gewichtsanteilen die 2. Hustenmischung:

Beinwell 150 g, Huflattich 100 g, Linde 150 g und Thymian 150 g.

Oben links: Werden Kräuter nicht gleich frisch auf der Weide gefressen, müssen sie durch Trocknung konserviert werden.
Oben rechts: Knoblauch hat vielfältige Heilwirkungen (s. S. 74).
Unten links: Kräuter lassen sich gut in Körben sammeln.
Unten rechts: Die Kamille ist auf der Pferdeweide eine willkommene Pflanze.

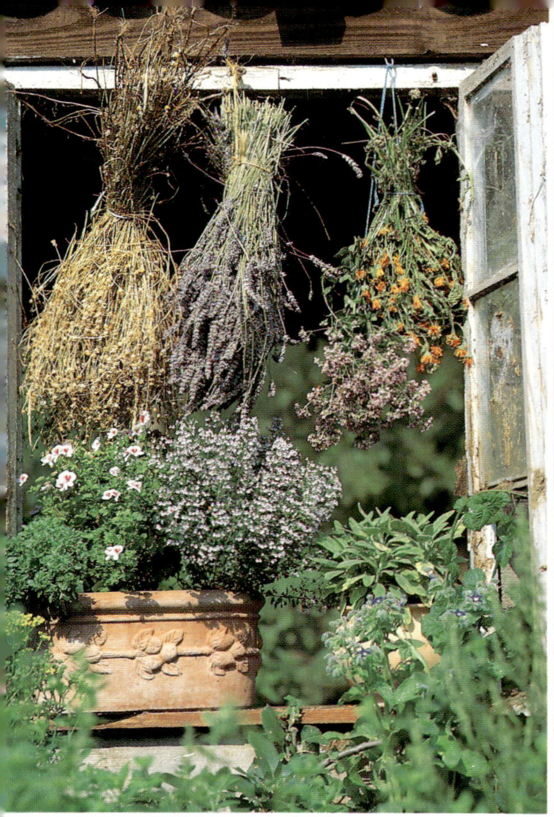

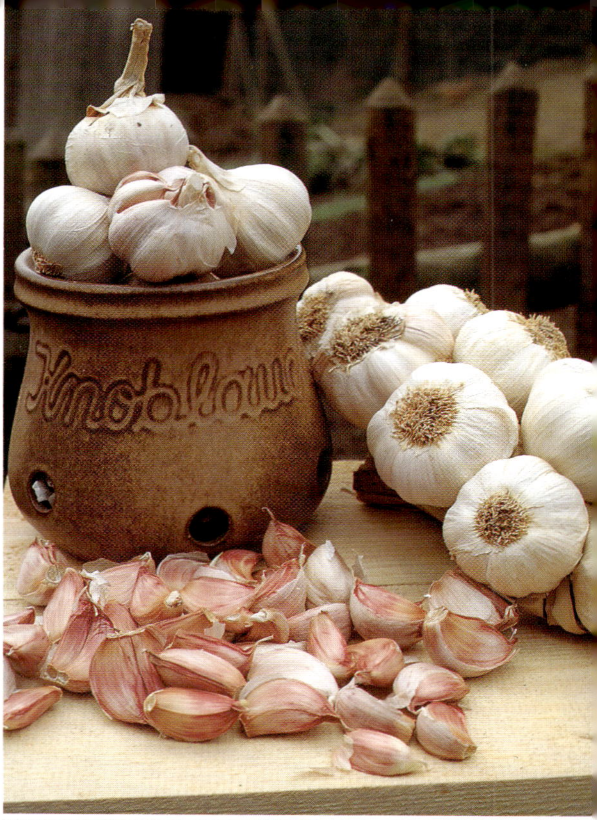
Knoblauch

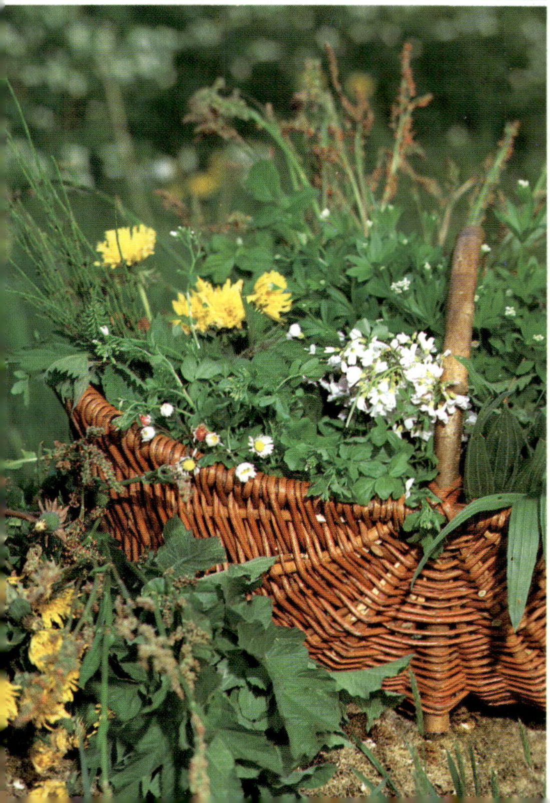

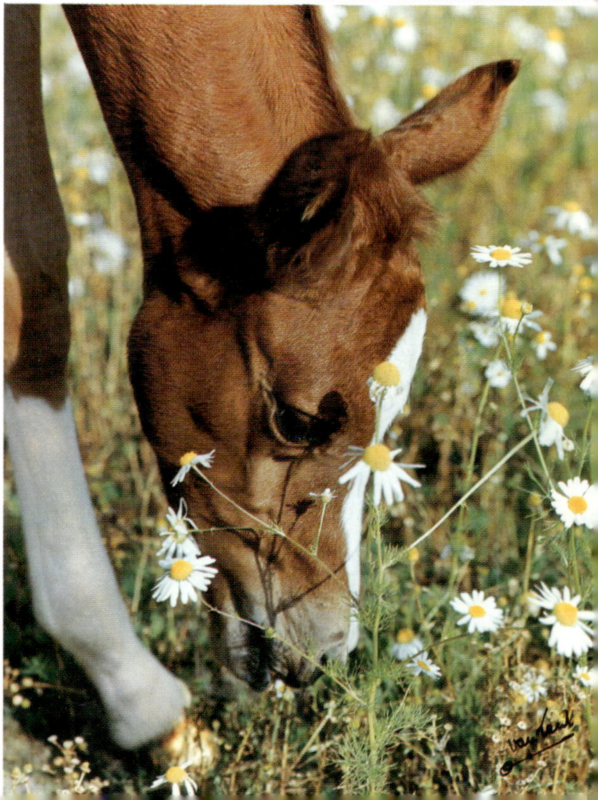

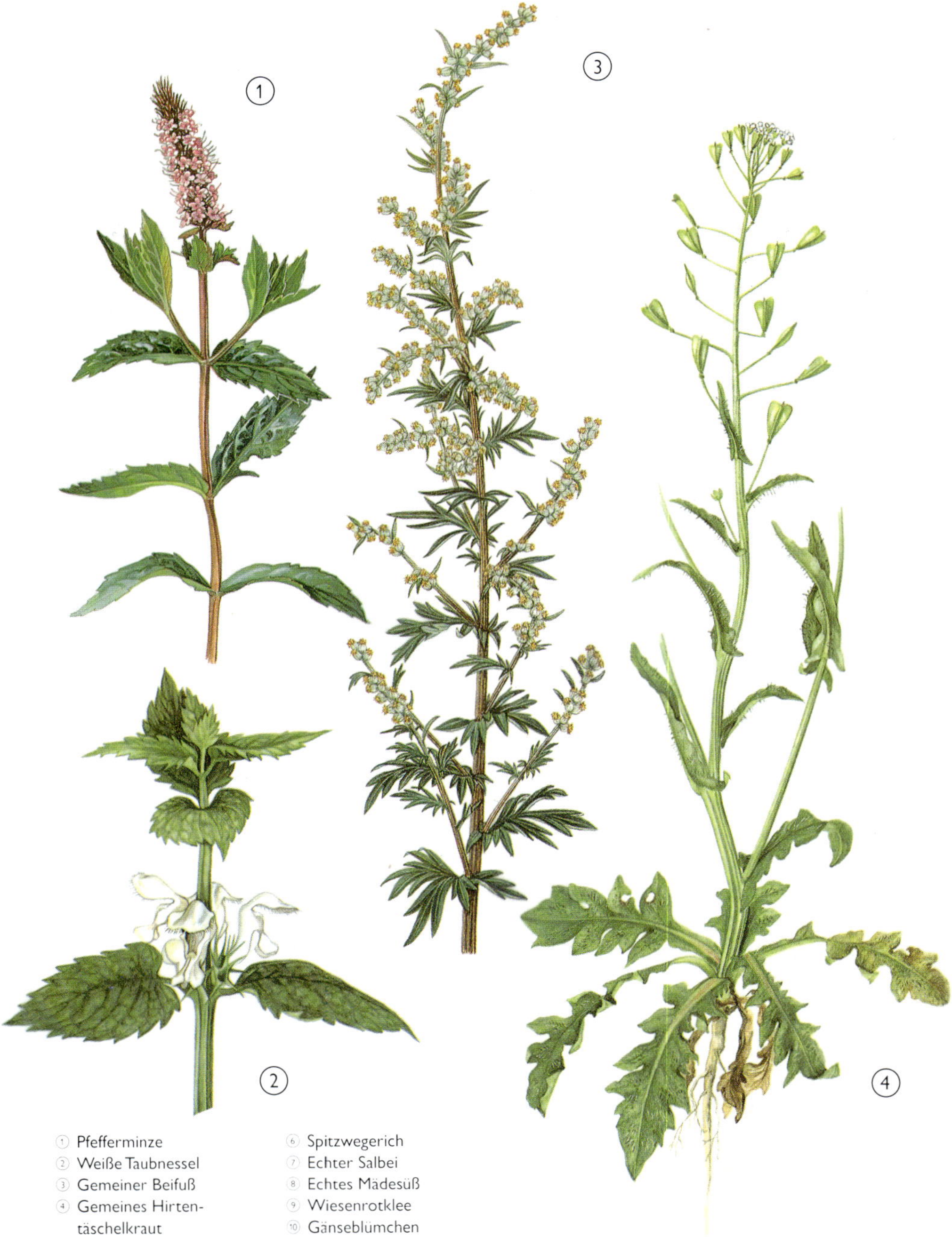


1. Pfefferminze
2. Weiße Taubnessel
3. Gemeiner Beifuß
4. Gemeines Hirten-
täschelkraut
5. Kleiner Wiesenknopf
6. Spitzwegerich
7. Echter Salbei
8. Echtes Mädesüß
9. Wiesenrotklee
10. Gänseblümchen
11. Weißklee

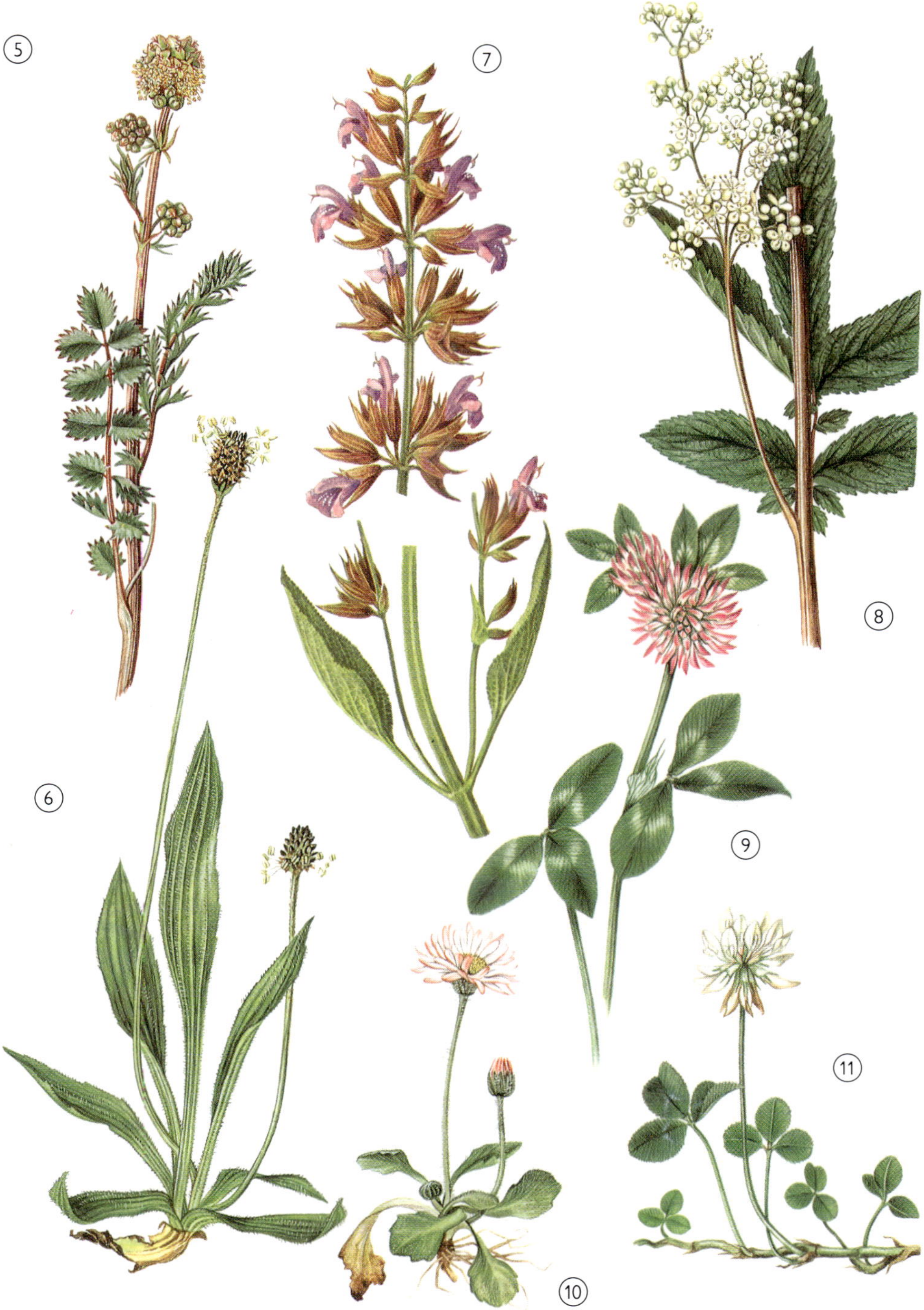
5
6
7
8
9
10
11

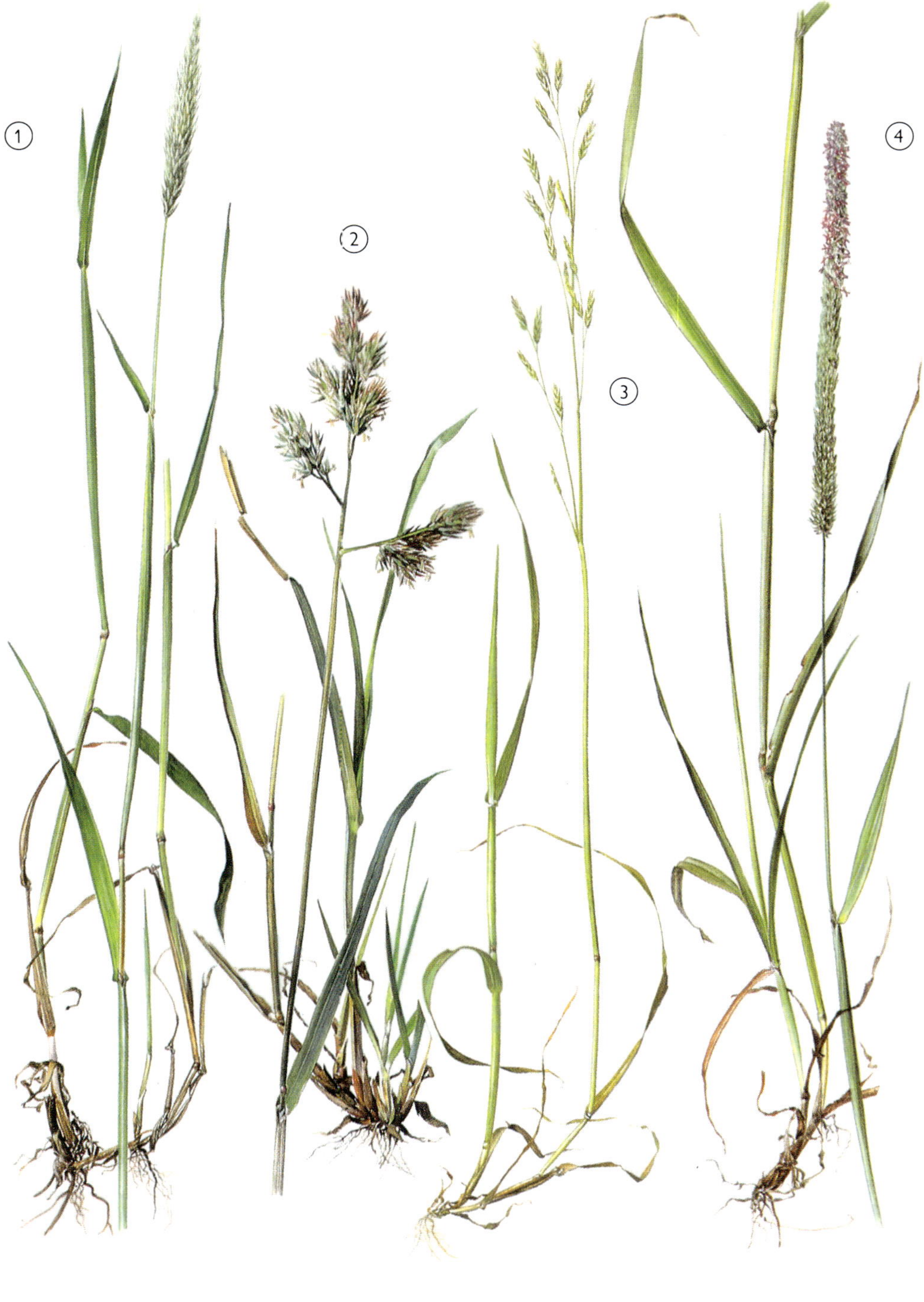

1
2
3
4

Schimmelpilze in Heu und Stroh machen auf Dauer jedes Pferd zum Huster. Dann helfen Kräuter alleine auch nicht mehr.

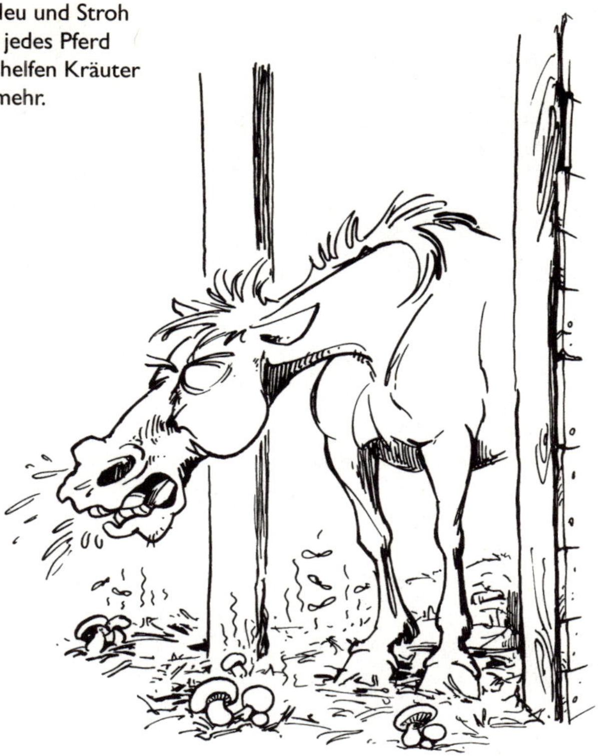

Von dem gesamten Gemisch gibt man dem Pferd wieder täglich 50 g für etwa drei Wochen. Die Anschlußbehandlung bildet im Bedarfsfall wieder die 1. Mischung.

Eine Auswahl sehr guter Futtergräser:
① Wiesenfuchsschwanz
② Knäuelgras
③ Wiesenschwingel
④ Wiesenlieschgras

## Kolikanfälligkeit

Neigen Pferde wiederholt zu kolikartigen Schmerzen, ohne daß eine wirkliche Ursache zu erkennen ist, liegt oft eine Überempfindlichkeit des vegetativen Nervensystems vor.

Diese Tiere reagieren auf Streß durch Transporte, Turniere oder Wetterwechsel und auf jede Futterumstellung mit Koliken. Hier stehen meist plötzliche, krampfartige Schmerzen, gelegentlich mit Blähungen, im Vordergrund. Andere Patienten haben eine schwache Sekretion der Verdauungssäfte mit nur gering ausgeprägter Darmbewegung. Neben einer

**Ein Fall für den Tierarzt: Kolik**

Trotz der Heilkräuteranwendung ist natürlich bei jeder akuten Kolik umgehend der Tierarzt zu verständigen! Krampfkoliken werden immer wieder als harmlose Erkrankung dargestellt. Trotzdem können sie leicht gefährlich werden, wenn sie in eine lebensbedrohliche Darmverlagerung übergehen und dürfen daher nicht bagatellisiert werden.

möglichst pferdegerechten Fütterung mit genügend Heu und anderer leicht verdaulicher Rohfaser, wenig Kraftfutter in kleinen Portionen und dem Vermeiden jeglicher plötzlicher Futterumstellungen kann diesen Pferden durch prophylaktische Kräutergaben oft geholfen werden.

Man mischt dazu folgende getrocknete Pflanzen:

Anis 50 g, Kamille 100 g, Melisse 100 g, Salbei 100 g und Schafgarbe 200 g.

Von dieser Mischung verfüttert man in Belastungszeiten etwa 50 g pro Tag. Die Verdauung wird dadurch auf milde Weise angeregt, Krämpfe der Darmmuskulatur lösen sich, Blähungen wird vorgebeugt.

## Durchfallerkrankungen

Viele Pferde leiden gelegentlich an Durchfall, etwa nach dem Weideauftrieb im Frühjahr, aber auch durch turnier- und transportbedingten Streß oder andere Belastungssituationen. Hier kann man mit adstringierenden (zusammenziehenden) Kräutern, die den Darm beruhigen und die Entzündung mildern, oft gute Heilerfolge erzielen. Diese Pflanzen regenerieren außerdem die natürliche Schutzschicht der Darmschleimhaut und wirken dadurch reizmildernd.

Man mischt Beinwell 100 g, Eibisch 200 g, Heidelbeerblätter 100 g, Salbei 100 g und Schafgarbe 100 g.

Man verabreicht den Pferden täglich 50 g dieser Mischung über einen Zeitraum von einer Woche.

Von großer Bedeutung ist bei Durchfall die entsprechende Fütterung. Deren Grundlage bildet gutes Heu, das zu einem Drittel durch Stroh ersetzt werden kann. Weidegang schränkt man stark ein, Kraftfutter wird in besonders kleinen Portionen verabreicht oder durch Mash ersetzt. Ergänzend kann man pro Tag etwa 2 l Sauermilchprodukte in etwas Kleie verfüttern, um die Darmbakterien zu stabilisieren.

Wichtig: Der Pferdehalter sollte Durchfall nur dann zunächst selbst behandeln, wenn der Kot noch breiig ist. Bereits wäßriger Durchfall und alle Durchfälle mit weiteren Krankheitssymptomen (Fieber, Kolik, starke Abmagerung) müssen umgehend vom Tierarzt untersucht werden, da sich schwerwiegende Krankheiten dahinter verstecken können. Das gilt auch, wenn sich geringgradiger Durchfall nicht innerhalb weniger Tage durch die Gabe von Kräutern und die Ernährungsumstellung bessert.

Durchfallpatienten müssen immer genügend Wasser zur Verfügung haben.

## Unruhe und Streß

Sind Pferde überreizt, unruhig, bei der Arbeit unkonzentriert und schlecht zu handhaben, sollte man zunächst alle möglichen Ursachen untersuchen und Mängel in Haltung, Fütterung und Reiten abstellen.

Reine Boxenhaltung mit Bewegungsmangel, Langeweile und fehlende Sozialkontakte machen aus dem zuverlässigsten Pferd ein unkontrollierbares Risiko. Ebenso kann eine nicht bedarfsgerechte Fütterung mit übertriebenen Kraftfuttergaben das Verhalten nachteilig beeinflussen, wie auch ständiger Schmerz und Streß bei der reiterlichen Belastung.

Aber auch nach Abstellung aller äußeren Ursachen bleiben manche Pferde nervös und zappelig. Hier kann die zeitweise Gabe von Kräutern, die auf natürliche Weise beruhigen, sehr vorteilhaft sein.

Man mischt Baldrian 200 g, Enzian 80 g und Kamille 200 g.

Von dieser Mischung gibt man dem Pferd zu Zeiten erhöhter nervlicher Belastung täglich etwa 50 g. Die Verfütterung sollte nicht länger als etwa zwei Wochen ohne Unterbrechung erfolgen, da Baldrian bei Daueranwendung nicht ganz unbedenklich ist.

Bedeutsam ist auch der Mineralstoff Magnesium. Die empfohlene Tagesauf-

Manche Pferde bleiben trotz Abstellen der äußeren Ursachen nervös und zappelig. Beruhigende Kräuter können hier helfen.

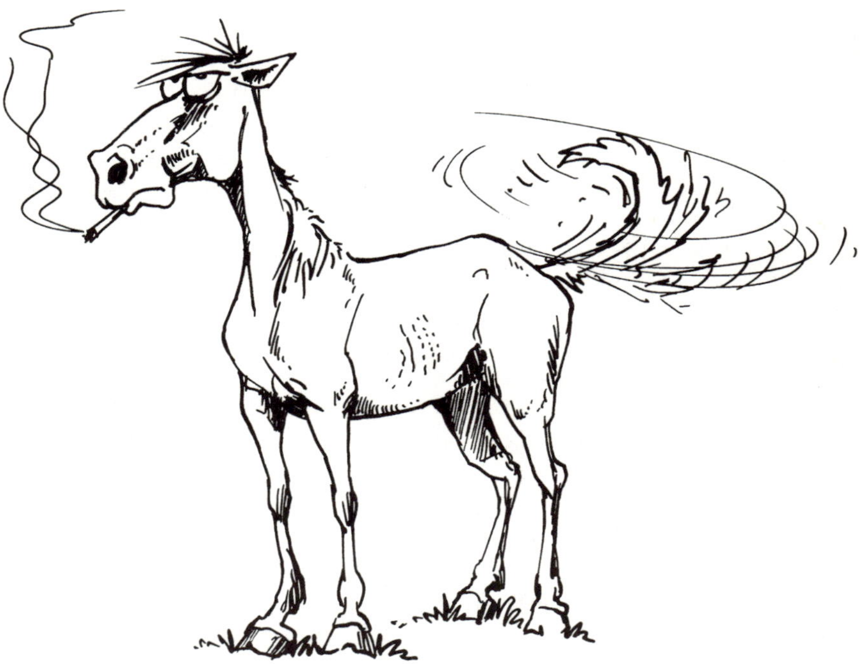

nahme aus dem Futter liegt für Großpferde bei etwa 10 g. Ein Mangel führt zu Appetitlosigkeit und erhöhter Nervosität und ist daher zu vermeiden. Führt man über dem Bedarf liegende Magnesiummengen zu (etwa 10–20 g pro Tag), so hat dies nachweislich eine beruhigende Wirkung.

## Appetitmangel, Stoffwechselbelastungen, Fellwechsel

Zu Zeiten erhöhter Belastungen des Stoffwechsels, etwa im Fellwechsel, während erhöhter Trainingsanforderungen und in der Turniersaison, kann der Körper durch die Gabe von entschlackend und regenerierend wirkenden Kräutern gut unterstützt werden, die auch die Harnausscheidung anregen. Oft zeigen solche Patienten bereits zunehmende Appetitlosigkeit, sind bei der Arbeit lustlos und unwillig. Dann sollte man auch die Verdauung und den Appetit auf milde Art anregen, wozu sich entsprechende Kräuter gut eignen, die den Fluß der Verdauungssekrete erhöhen.

Man mischt Brennessel 300 g, Enzian 60 g, Löwenzahn 150 g, Salbei 150 g und Thymian 100 g.

Von der Mischung verfüttert man täglich 50 g.

Der appetitanregende Effekt ist größer, wenn man zuzüglich eine mittelgroße Zwiebel und drei mittlere Knoblauchzehen verfüttert.

Völlige Futterverweigerung allerdings ist ein Alarmsignal und deutet oft auf eine mit Fieber beginnende Infektionskrankheit hin. Der Tierarzt sollte umgehend verständigt werden!

## Sehnen, Bänder und Gelenke

Für die Gesunderhaltung der Pferdebeine sind vorbeugende Maßnahmen von großer Bedeutung. Überforderung, zu frühe und zu intensive Belastung junger und untrainierter Pferde, aber auch unregelmäßige Bewegung mit abrupten Wechseln zwischen Zeiten intensiver Arbeit und völliger Ruhe können durch therapeutische Maßnahmen nicht wiedergutgemacht werden.

Trotzdem ist es sinnvoll, den Bewegungsapparat auch durch eine ganzheitliche Kräutertherapie zu stärken. Wichtig ist diese Futterergänzung für unterschiedliche Pferdegruppen. Zum einen sind es Jungpferde, deren intensiveres Training nach der Grundausbildung einsetzt und erhöhte Anforderungen an Sehnen, Bänder und Gelenke stellt. Aber auch ältere Pferde, die bereits mit Verschleißerscheinungen der Gelenke belastet sind, können auf diesem Wege in ihrem Wohlbefinden verbessert werden. Schließlich empfehlen sich diese Kräuter als unterstützende Maßnahme bei allen akuten Erkrankungen am Bewegungsapparat, etwa nach Sehnenproblemen, bei Gelenkerkrankungen und vermehrter Neigung zur Gallenbildung.

Geeignet sind Pflanzen mit entzündungshemmenden, beruhigenden Inhaltsstoffen, die den Gelenkknorpel kräftigen und die Konsistenz der Gelenkschmiere verbessern: Acker-Schachtelhalm 250 g, Beinwell 200 g, Goldrute 250 g und Schlüsselblume 100 g werden gemischt.

Von dieser Mischung verfüttert man pro Pferd täglich 50 g, bei alten Tieren besonders während naßkalter Witterung.

# Kräuterporträts

Die Auswahl der besprochenen Heilpflanzen richtet sich nach den für Pferde geltenden medizinischen Erfordernissen und berücksichtigt die praktische Anwendbarkeit im Alltag des Reiters und Pferdehalters. Daher ergeben sich zwangsläufig Unterschiede zu den im Humanbereich genutzten Kräutern.

Die weitbekannte und für Menschen bei Verstauchungen und Blutergüssen genutzte Arnika (*Arnica montana*) wird beispielsweise nicht beschrieben, da sie giftige Inhaltsstoffe enthält, die eine Verfütterung an Pferde ausschließen. Die äußere Anwendung bei Prellungen und Quetschungen hingegen hat bei Pferden keine nennenswerte Wirkung.

Auch der zur Steigerung der Immunabwehr bei Menschen eingesetzte Purpur-Sonnenhut (*Echinacea angustifolia*) ist in seiner Wirksamkeit für Pferde kaum untersucht und muß überdies für viele Wochen bereits prophylaktisch als alkoholischer Auszug verabreicht werden, was die Anwendung weiter erschwert.

Andererseits wurde der australische Teebaum (*Melaleuca alternifolia*) aufgrund seiner umfassenden und zuverlässigen Wirkung in die Liste der heilkräftigen Pflanzen aufgenommen, obwohl er hierzulande nicht heimisch ist.

# Anis

*Pimpinella anisum*

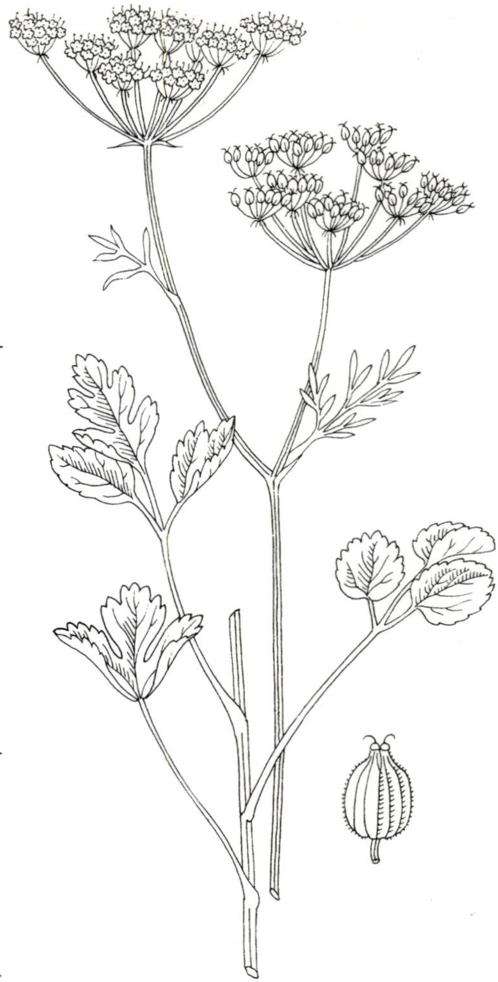

| | |
|---|---|
| Merkmale: | einjährige, etwa 20–50 cm hohe, aromatisch duftende Pflanze mit rundem, gerilltem Stengel, weißen Blüten in Doppeldolden und 3–5 cm langen, eiförmigen, flaumig behaarten Früchten |
| Standort: | Gartenpflanze, Feldanbau; bevorzugt sonnige Lage und nährstoffreichen Boden |
| Blütezeit: | Juli bis August |
| Sammelgut: | Früchte |
| Sammelzeit: | September bis Oktober |
| Allgemeines: | Anis stammt aus dem Mittelmeerraum und gelangte mit den Römern über die Alpen. Er wurde als typische Kulturpflanze in Klöstern und Bauerngärten angebaut. Verwilderte Pflanzen findet man hingegen nur selten.<br>Während er bei den Römern noch überwiegend als Genuß- |

mittel galt, schrieb ihm das Mittelalter eine gute Wirkung als Aphrodisiakum zu. Ein über das Bett gehängter Beutel mit Anissamen sollte zu ruhigem Schlaf verhelfen und für angenehme Träume sorgen. Heute wird Anis in vielfältiger Form als Gewürz eingesetzt und zugleich als Heilmittel genutzt.

---

Inhaltsstoffe: ätherische Öle (Anethol, Anisol, Anisaldehyd), Mineralsalze, Cumarine, Bergapten, Schleimstoffe

---

Verwendung: Anis hat vielfältige und intensive Wirkungen auf den Körper des Pferdes. Die glatte Muskulatur des Verdauungstraktes entspannt sich, Krämpfe werden gelöst, Gasansammlungen weitertransportiert, Darmbewegung und Sekretion von Verdauungssäften normalisieren sich, Schmerzen lassen nach. Anis ist daher gut geeignet, für Krampfkoliken anfällige Pferde einerseits prophylaktisch zu versorgen und andererseits die Nachbehandlung einer solchen Kolik zu unterstützen.
Die ätherischen Öle erhöhen die Sekretion der Bronchien, verflüssigen festen Schleim und verstärken den Schlag des bronchialen Flimmerepithels. Dadurch kann der Schleim leichter abtransportiert werden. Es empfiehlt sich die Kombination mit weiteren lungenwirksamen Kräutern und deren Verfütterung über etwa vier bis sechs Wochen.
Sind Stuten für Milchmangel bekannt, so wird die Verfütterung von Anis den Milchfluß steigern, wenn sie etwa zwei Wochen vor der Geburt beginnt. Die Zusammensetzung der Milch wird dabei nicht verändert. Auf die Haut aufgebrachtes Anisöl wehrt Insekten ab und kann einige Hautparasiten wie Federlinge, Läuse oder Haarlinge abhalten.
Pferde nehmen Anis gerne auf. Die gemahlenen Körner können dazu beitragen, unangenehm schmeckendes oder ungewohntes Futter für die Tiere attraktiver zu machen. Neigen Pferde in Belastungssituationen zu Futterverweigerung, so wirkt eine Prise gemahlener Anis oft Wunder.

---

Dosierung: 10–25 g pro Pferd und Tag

---

Anmerkung: Ein sehr ähnliches Wirkungsspektrum hat der Echte Fenchel (*Foeniculum vulgare*).

# Baldrian (Echter Baldrian, Arznei-Baldrian)

*Valeriana officinalis*

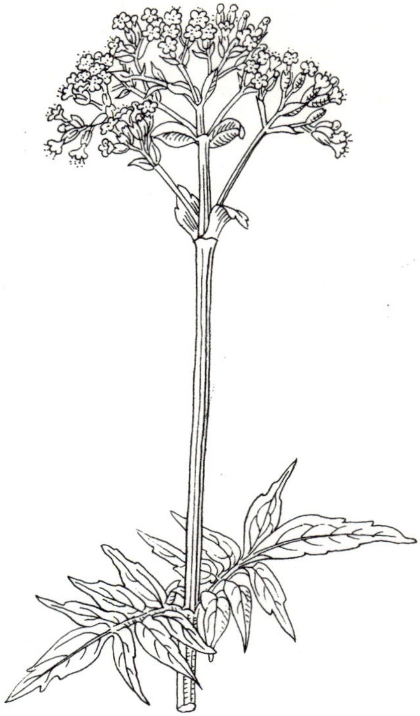

| | |
|---|---|
| Merkmale: | mehrjährige, 30 bis 170 cm hohe Staude mit hohlem Stengel, unpaarig gefiederten Blättern und weißrötlichen Blüten, kurzer Wurzelstock mit zahlreichen hellbraunen, saftigen Wurzeln mit charakteristischem Geruch |
| Standort: | feuchte Wälder, Waldränder, Gebüsche und Gräben mit nährstoffreichen, eher schattigen Böden |
| Blütezeit: | Mai bis Juli |
| Sammelgut: | Wurzel; Trockentemperatur nicht über 35° C, da Wirkstoffe hitzelabil; dicke Wurzeln halbieren |
| Sammelzeit: | September bis Oktober |
| Allgemeines: | Die Haupteigenschaft des Baldrians – die beruhigende Wirkung – wird in alten Werken über heilkräftige Pflanzen erst seit vergleichsweise kurzer Zeit genannt. Dafür galt er schon immer als Abwehrmittel gegen Hexen und böse Geister in Stall und Haus. Frisch Verlobte trugen Baldrian bei sich, um den Neid der Elfen abzuwenden. Auch sollte die Pflanze die |

Pest abhalten sowie Krankheiten des Halses und Kopfes. Später schrieb man dem Baldrian zunehmend verschiedene, zunächst medizinisch nicht nachvollziehbare Wirkungen zu, unter anderem gegen Gicht und Rheuma.
Interessant ist, daß die stark beruhigende Wirkung der Baldrianwurzel auf Pferd und Mensch eine völlig gegenteilige Wirkung bei Katzen hat: Diese geraten in Erregungszustände und suchen die Pflanze gezielt auf, wenn sie ihrer habhaft werden können.

---

Inhaltsstoffe: vor allem ätherische Öle (Bornylacetat, Valepotriate, Kamphen, Pinen), aber auch geringe Mengen Alkaloide

---

Verwendung: Baldrian ist ein wirksames Sedativum (Beruhigungsmittel). Die muskelentspannende Wirkung löst nervöse Erregungszustände im Magen-Darm-Bereich auf und reguliert den Tonus der Blutgefäße. Auch die Herztätigkeit wird positiv beeinflußt, durch die Weitung der Herzkranzgefäße verbessert sich der Koronarkreislauf, Arrhythmien normalisieren sich.
Im Gehirn aktivieren geringe Dosen zunächst das Atem- und Bewegungszentrum und wirken anregend. In der therapeutisch gewünschten größeren Menge hingegen setzt die beruhigende Wirkung ein. Die Empfindungsschwelle für Außenreize steigt, der Patient entspannt sich zunehmend.
Übererregbare, nervöse Pferde können von Baldrian sehr profitieren, besonders solche, die aufgrund ihrer leichten Erregbarkeit zu nervösen Krampfkoliken neigen. Hier ergänzen sich die Wirkungen der Pflanze auf Gehirn, Herz und Verdauungstrakt.

---

Dosierung: 25–50 g pro Pferd und Tag; das Aufkochen des Wurzelpulvers ist zu vermeiden, um die Wirkstoffe zu schonen. Ideal ist, die Tagesportion für 12 Stunden in Wasser einzuweichen und damit die Wirkung zu verbessern. Im Handel sind außerdem alkoholische Auszüge erhältlich.

---

**Vorsicht:** Baldrian gibt man nur nach Bedarf. Die empfohlene Dosis ist einzuhalten. Eine längere und häufige kurmäßige Anwendung kann schädigende Nebenwirkungen haben und ist daher für Pferde nicht ratsam.

# Beinwell (Gemeiner Beinwell)

*Symphytum officinale*

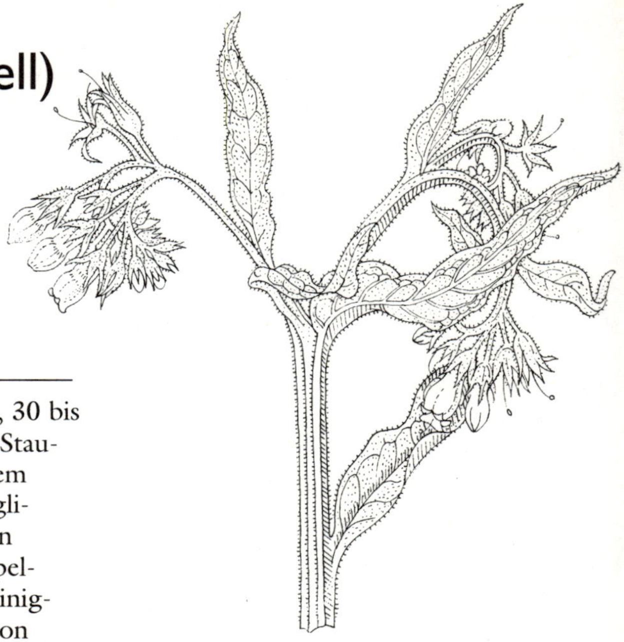

| | |
|---|---|
| Merkmale: | mehrjährige, 30 bis 80 cm hohe Staude mit hohlem Stengel, länglichen Blättern und in Doppelwickeln vereinigten Blüten von dunkelvioletter bis rötlich-weißer Farbe |
| Standort: | feuchte Wiesen, Bachufer und Auenwälder |
| Blütezeit: | Mai bis Juli |
| Sammelgut: | Wurzel; Trocknung bei 40–60° C |
| Sammelzeit: | Frühjahr und Herbst |
| Allgemeines: | Bereits der Name deutet es an: Im Mittelalter galt der Beinwell als ideales Mittel bei Knochenbrüchen. Auch der wissenschaftliche Gattungsname »Symphytum« ist auf das griechische Wort für »zusammenwachsen« zurückzuführen. Sogar der englische Trivialname »comfrey« läßt sich mit dem lateinischen Wort für »zusammenbringen« (conferre) erklären. Natürlich wäre es unsinnig, sich bei Knochenbrüchen auf den auch als Wallkraut oder Wallwurz bezeichneten Beinwell zu verlassen. Er hat allerdings andere wichtige Heileigenschaften, die erwähnenswert sind. |

| | |
|---|---|
| Inhaltsstoffe: | Allantoin, Gerbstoffe, Schleime, Phenolsäure, Pyrrolizidin-Alkaloide |
| Verwendung: | Die Wurzel wirkt adstringierend (zusammenziehend), entzündungshemmend, abschwellend und damit schmerzstillend bei innerer und äußerer Anwendung.<br>Die Darmmotorik wird reguliert, Krämpfe an den Verdauungsorganen lösen sich. Durchfälle können mit Beinwell zumeist deutlich gebessert werden, am besten in Kombination mit anderen Kräutern und Kamille.<br>Eitrige Wunden, nässende Ekzeme und flächige Hautabschürfungen werden durch das im Beinwell enthaltene, deutlich antibiotisch wirkende Allantoin und die Gerbstoffe positiv beeinflußt. Bei alten, schlecht heilenden Wunden mit Keimbefall und ausgedehnten Gewebedefekten konnte nachgewiesen werden, daß Beinwell nicht nur die Selbstreinigung und das Abstoßen des toten Wundmateriales beschleunigt, sondern offenbar auch ganz gezielt jene Zellen anzieht, die den Wundverschluß und die Neubildung gesunden Gewebes bewirken.<br>Der Gehalt an Schleimstoffen lindert trockenen Reizhusten durch die Ausbildung einer Schutzschicht auf den Schleimhäuten der Atemwege. Auch hier kommt die entzündungshemmende, abschwellende und geringgradig antibiotische Wirkung zur Geltung. |
| Dosierung: | innerlich 30–50 g gepulverte Wurzel, am besten nach Aufguß mit Wasser;<br>zur äußeren Anwendung 50 g mit 1 l Wasser aufkochen |
| **Vorsicht:** | Beinwell darf weder überdosiert noch längere Zeit hindurch angewendet werden, da die in Spuren enthaltenen Pyrrolizidine krebserregend sind. |

# Bibernelle (Große Bibernelle, Kleine Bibernelle)

*Pimpinella major, Pimpinella saxifraga*

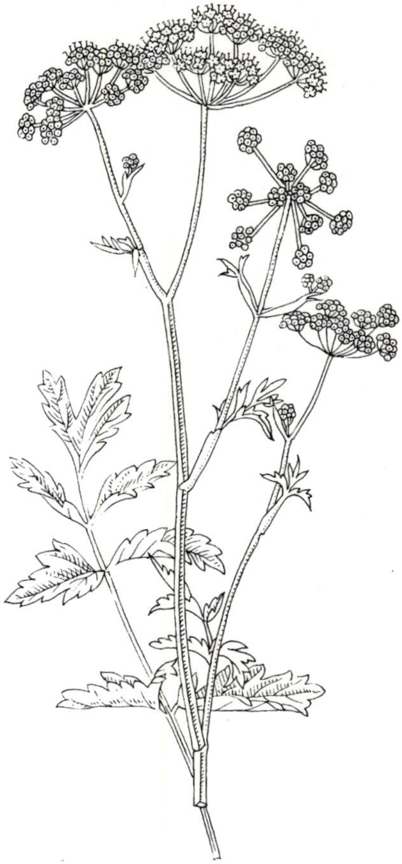

| | |
|---|---|
| Merkmale: | mehrjährige, krautige Pflanze mit gefiederten Blättern und doldigen Blüten; Große Bibernelle: 30–100 cm hoch, mit scharfkantig gefurchtem Stengel und weißen Blütendolden; Kleine Bibernelle: 15–20 cm hoch, mit feingerilltem rundem Stengel und gelblichweißen bis rosaweißen Blütendolden |
| Standort: | Große Bibernelle: Wiesen und Wegränder, auf lehmigfeuchten, nährstoffreichen Böden<br>Kleine Bibernelle: grasige und steinige Plätze, Trockenrasen und am Rand lichter Laubwälder |
| Blütezeit: | Große Bibernelle: Juni bis September<br>Kleine Bibernelle: Juni bis August |
| Sammelgut: | Wurzel |

| | |
|---|---|
| Sammelzeit: | März bis April (ältere Pflanzen) und September bis Oktober (junge Pflanzen) |
| Allgemeines: | Lange Zeit galt die auch als »Bockswurzel« bezeichnete Bibernelle als ausgesprochenes Abwehrmittel gegen die Pest, wohl aufgrund der streng riechenden Wurzel, deren ätherische Öle nach dem Verzehr über die Lunge ausgeatmet werden und daher »luftreinigend« wirken sollten: »Esset die Bibernelle, so sterbet ihr nicht so schnelle.« Später wurde das weite Wirkungsspektrum dieser Pflanze entdeckt: »Bibernell ist gewalttätig, verjaget verhockte und eiternde Stoffe aus Kehlkopf, Lunge, Magen, Gedärmen, heilt Heiserkeit in einer Stunde, daher für Redner unschätzbar, entfernt Darmkatarrh und Lungenkatarrh; mit Essig bereitet, entfernt er wildes Fleisch und Eiter und heilet schnell die Wunden.«<br>Die Hauptwirkung der getrockneten Wurzel muß heute jedoch in der Lösung von Sekreten, der Dämpfung von Entzündungen und einer Anregung der Nierentätigkeit gesehen werden. |
| Inhaltsstoffe: | ätherische Öle (Bisabolen, Tiglinsäureester), Gerbstoffe, Harzstoffe, Cumarine, Chlorogensäure |
| Verwendung: | Die sekretlösende Wirkung der ätherischen Öle und Saponine wird bei Hustenerkrankungen mit zähem, festsitzendem Schleim genutzt, wie er für viele chronische Hustenpferde typisch ist. Diese Tiere erscheinen beim ersten Abhören oft unverdächtig. Erst nach längerer Sekretolyse durch Medikamente oder Kräuter gehen große Schleimmengen ab, bevorzugt nach dem Reiten.<br>Entzündungshemmende Inhaltsstoffe in der Bibernelle wirken sich auf Fehlregulationen im Magen-Darm-Bereich günstig aus; sie weiten die Blutgefäße und lösen Krämpfe. Auch bei Entzündungen der Harnwege ist der ergänzende Einsatz sinnvoll. |
| Dosierung: | etwa 30 g pro Pferd und Tag, am besten nach Aufguß mit 1 l Wasser |

# Blutwurz

*Potentilla erecta*

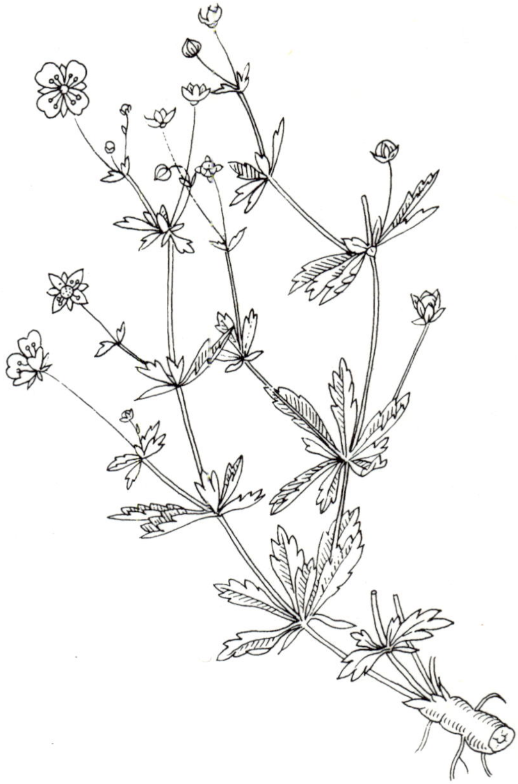

| | |
|---|---|
| Merkmale: | mehrjährige Pflanze mit fast horizontalem, unregelmäßig knolligem Wurzelstock, außen dunkelbraun, innen rotbraun; Stengel 20–50 cm hoch, oben verzweigt, mit gelben Blüten |
| Standort: | feuchte Wiesen, an Bächen und Waldwegen im Gebirge und Vorgebirge |
| Blütezeit: | Juni bis August |
| Sammelgut: | Wurzel |
| Sammelzeit: | Mai bis Juli |
| Allgemeines: | Der Name Blutwurz könnte einerseits von der dunkelroten Wurzelfarbe abgeleitet sein, andererseits gibt er auch einen Hinweis auf die Wirkung der Pflanze: Die Inhaltsstoffe der Wurzel besitzen eine ausgesprochen blutstillende, das Gewebe zusammenziehende Wirkung und wurden in der Volksheilkunde zu diesem Zweck verwendet. Trotzdem ist der Aspekt für den Pferdehalter unbedeutend, da man frische Wunden |

aufgrund der hohen Infektionsgefahr besser steril verbindet und den Tierarzt umgehend herbeiruft. Muß die Wunde genäht werden, würden bereits aufgetragene Pflanzenteile die Wundnaht erschweren und die Heilung behindern. Eine stark blutende arterielle Wunde ist ohnehin nur mit einem Druckverband zu beherrschen, für den alle Materialien im Stall in greifbarer Nähe sein sollten.
Wichtiger für Pferdehalter ist die adstringierende (zusammenziehende) Wirkung auf die Schleimhaut der Verdauungsorgane.

| | |
|---|---|
| Inhaltsstoffe: | überwiegend Gerbstoffe (Katechine), ferner Ellagsäure, Chinasäure, Glykoside |
| Verwendung: | Blutwurz hemmt die Sekretion der Verdauungssäfte und wirkt daher gegen Entzündungen, die mit Durchfall verbunden sind. Er eignet sich in Kombination mit weiteren Kräutern zur Stillung der typischen Weidedurchfälle, wenn der Kot des Pferdes breiartig, aber noch geformt ist. Dabei sollten jedoch zwei Grundregeln beachtet werden: Fallen weitere Symptome auf, etwa Kolik, Fieber oder Abgeschlagenheit, muß der Tierarzt sofort benachrichtigt werden. Dies gilt auch, wenn sich der Durchfall nicht nach einigen Tagen bessert. Flankiert wird die Therapie außerdem durch Reduzierung der Weidezeit und das Angebot von gutem Heu. Ergänzend reicht man dem Pferd täglich etwa 2 l Sauermilchprodukte mit Kleie und etwas Quetschhafer.<br>Mit einer Abkochung von Blutwurz kann man Geschwüre, Hautverbrennungen und nässende Ekzeme behandeln. |
| Dosierung: | 20–40 g pro Pferd und Tag innerlich;<br>zur Wundbehandlung 50 g mit etwa 1,5 l Wasser abkochen |

# Brennessel (Große Brennessel)

*Urtica dioica*

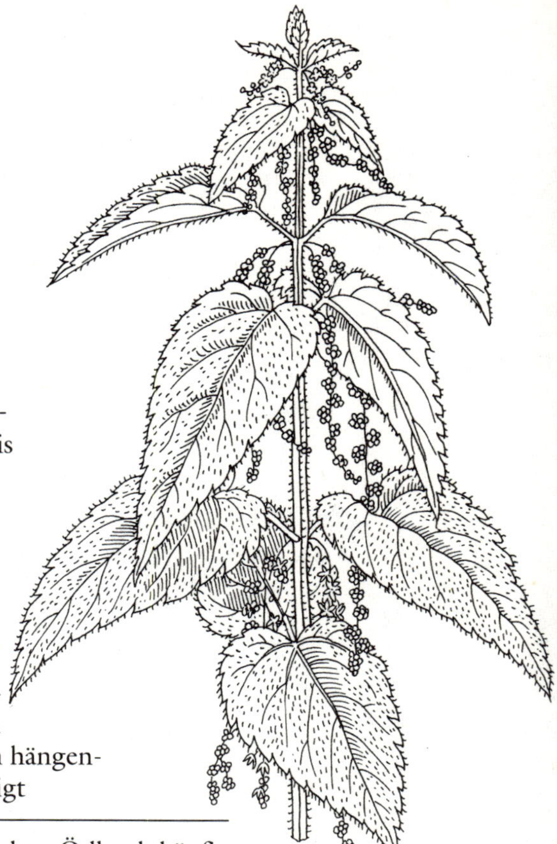

| | |
|---|---|
| Merkmale: | mehrjährige, 60 bis 150 cm hohe Staude mit länglich-herzförmigen, zugespitzten, grobgesägten Blättern, bedeckt von Borsten und Brennhaaren; Blüten klein, grünlich und unauffällig, in hängenden Rispen vereinigt |
| Standort: | stickstoffreiche Böden, Ödland, häufig in Flußniederungen und am Rande von Auenwäldern |
| Blütezeit: | Mai bis September |
| Sammelgut: | Blätter |
| Sammelzeit: | Mai bis August |
| Allgemeines: | Wohl jeder Pferdehalter und Gartenbesitzer kennt die Brennnessel. Vielen Menschen gilt sie als Inbegriff des Unkrautes, obwohl ihre Heilwirkung hoch ist. Bei Berührung durchdringt die Spitze der Brennhaare die Haut, bricht an der vor- |

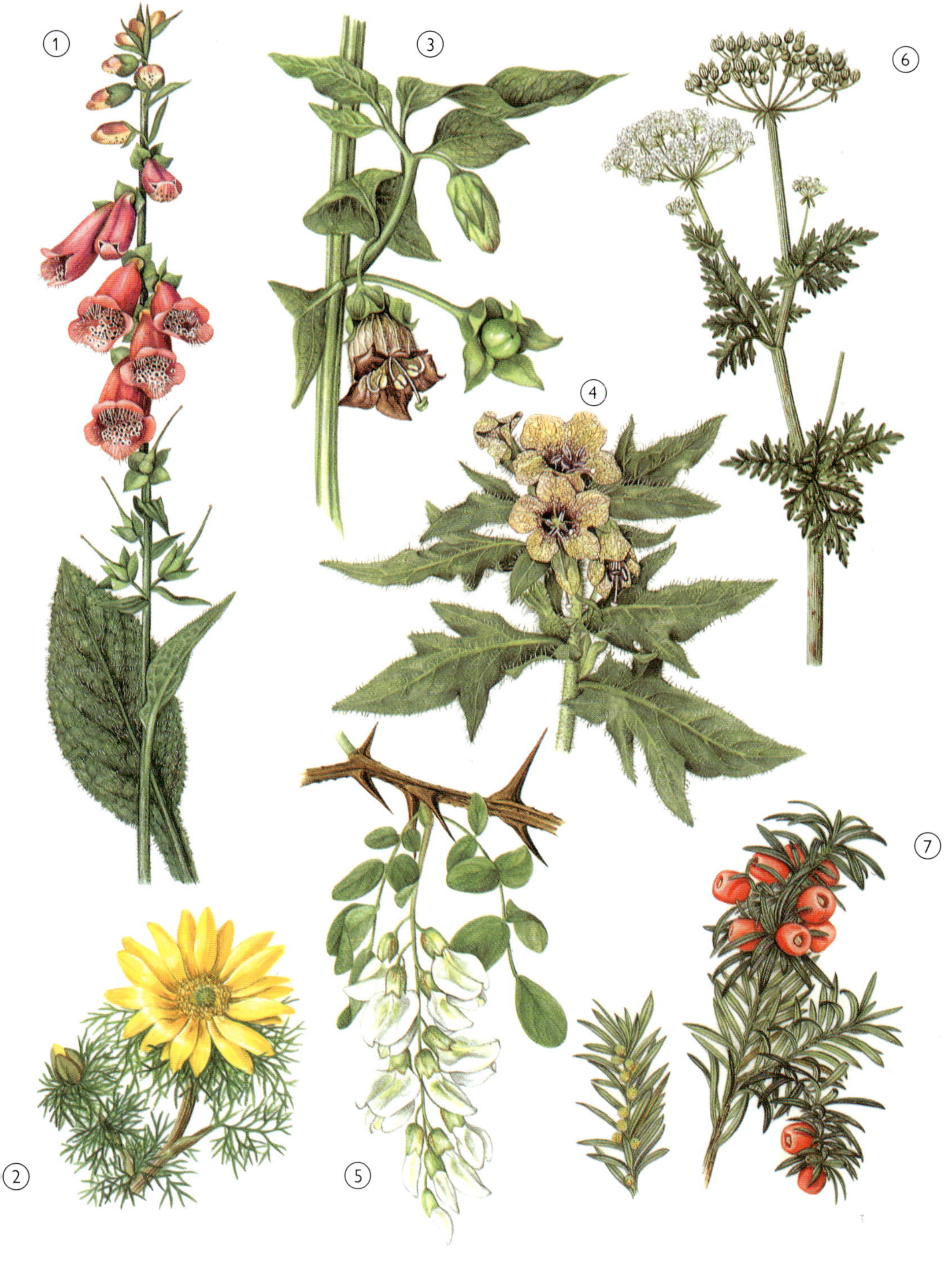
1
2
3
4
5
6
7

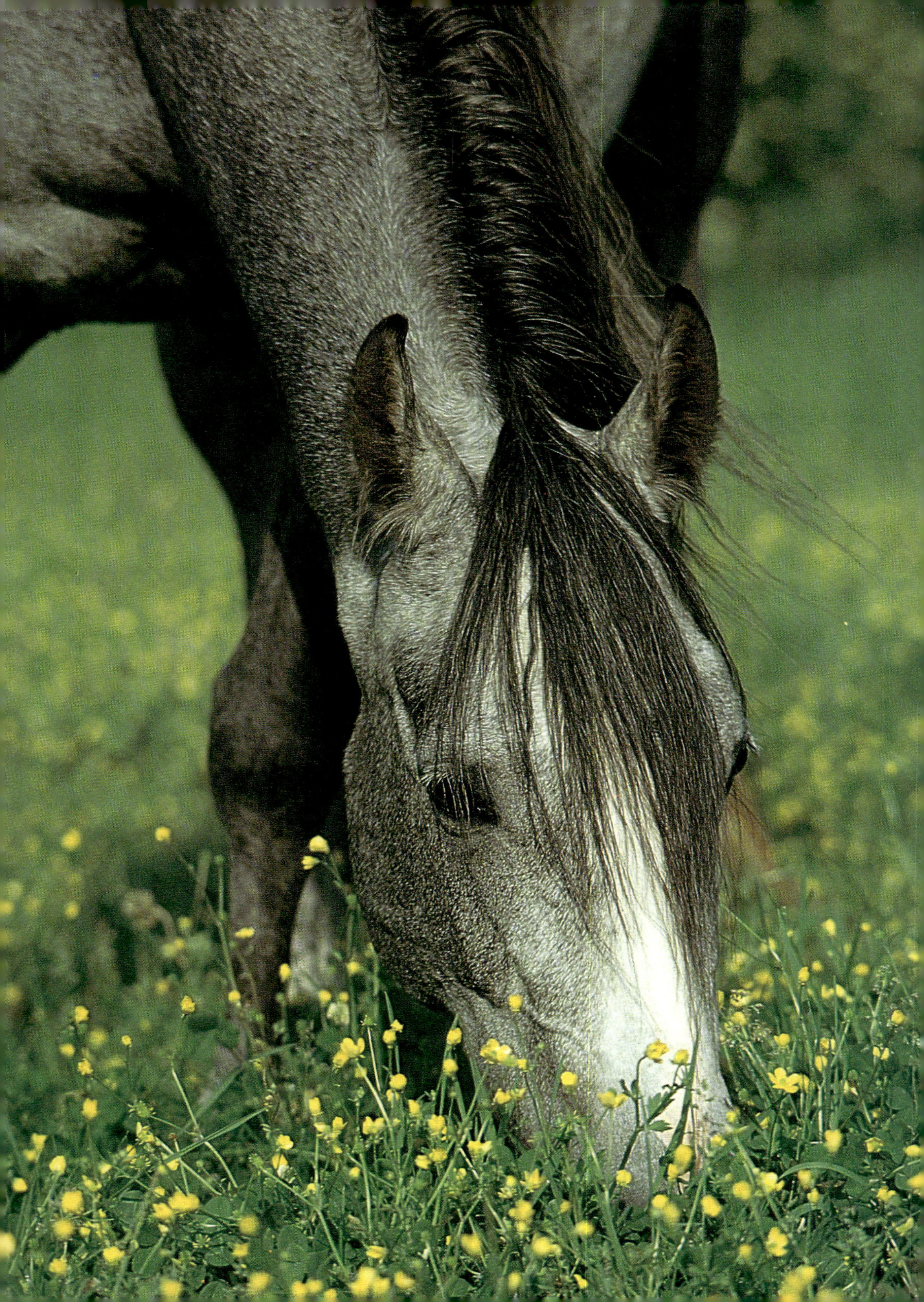

gegebenen Stelle und setzt Reizstoffe (Histamin, Serotonin) frei, die eine allergische Hautreaktion hervorrufen. Der entstehenden Entzündung wurde früher wegen der vermehrten Durchblutung der Haut eine Heilkraft gegen Gicht und andere Arthrosen zugesprochen, ähnlich dem Brennen und der scharfen Einreibung über einer chronisch geschädigten Sehne. Wegen der ungenügenden Tiefenwirkung ist dieses Verfahren jedoch nutzlos. Mancherlei Zauberwirkung wurde der Brennessel unterstellt. So sollte sie etwa Hexen und Dämonen abwehren, vor Blitzschlag schützen und als Liebeszauber wirken. Fest steht jedenfalls, daß diese Pflanze ein sicherer Indikator für gehaltvolle, humusreiche und fruchtbare stickstoffhaltige Böden ist, vor allem im Flachland und in feuchten Flußniederungen.

| | |
|---|---|
| Inhaltsstoffe: | Vitamine C, B und K, Kalzium, Kalium, Magnesium, Phosphor, Eisen, Kieselsäure, Gerbstoffe, Serotonin, Histamin |
| Verwendung: | Brennesseln auf der Pferdeweide werden gemäht und nach kurzem Anwelken von den Pferden gerne aufgenommen, da die Brennhaare dann keine Wirkung mehr haben. Die Pflanze ist in getrockneter Form ein ideales natürliches Mineralkonzentrat für den Winter, das man dem Heu oder Krippenfutter beliebig oft beigeben kann. Da man für diesen Zweck größere Mengen benötigt, empfiehlt sich aus Preisgründen die eigene Ernte im Sommer. Getrocknet sollten die Pflanzen kühl und dunkel und nicht länger als ein Jahr aufbewahrt werden. Bei Schimmelbildung nicht mehr verwenden!<br>Die kurmäßige Verfütterung von Brennesseln über vier bis acht Wochen wirkt harntreibend und kann die Allergiebereitschaft bei Ekzempferden deutlich verringern, wenn die Verfütterung einige Monate vor der Ekzemsaison begonnen wird.<br>Bei bereits ausgebrochenem Ekzem kann eine Hautbehandlung mit einem Aufguß versucht werden: 300 g frische oder getrocknete Blätter in 1 l Wasser zum Kochen bringen, 10 Minuten ziehen lassen, danach absieben. |
| Dosierung: | 30–50 g pro Pferd und Tag |

Links: Pferde sollten langsam an den Weidegang gewöhnt werden.

# Eibisch (Echter Eibisch)

*Althaea officinalis*

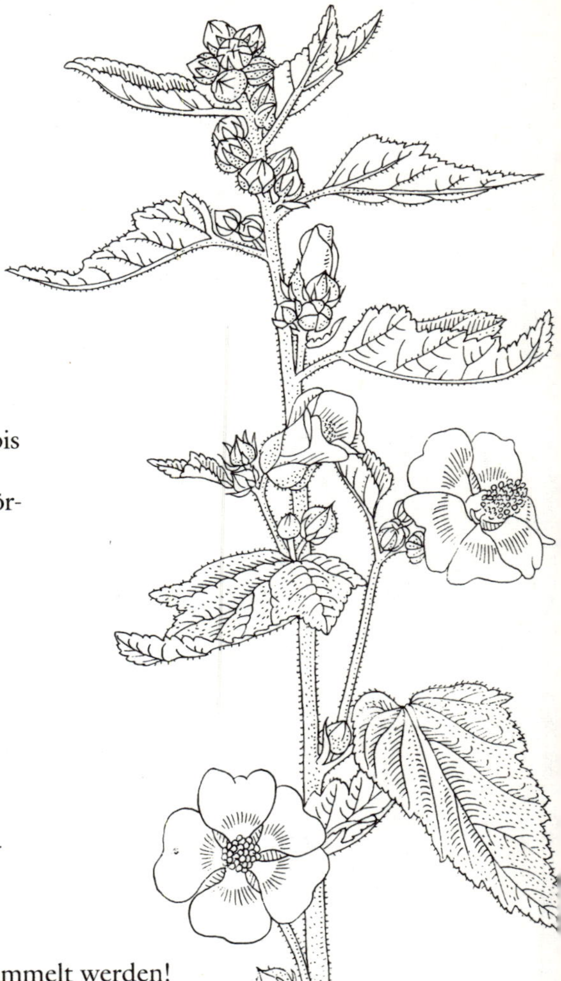

| | |
|---|---|
| Merkmale: | mehrjährige graugrüne Staude, 60 bis 120 cm hoch, mit dreieckigen bis eiförmigen, samtig behaarten Blättern und blaßrosa, fast weißen Blüten in den oberen Blattachseln; kurzer Wurzelstock mit bis zu 50 cm langen weißlichen Wurzeln |
| Standort: | Eibisch ist eine geschützte Pflanze und darf nicht aus der Natur gesammelt werden! Bei Eigenanbau sollte man auf feuchten, gehaltvollen Boden achten. |
| Blütezeit: | Juli bis September |
| Sammelgut: | Wurzel, Blätter |
| Sammelzeit: | Juli bis August |
| Allgemeines: | Seit dem Mittelalter wurde der ursprünglich aus dem Mittelmeerraum stammende Eibisch kultiviert, zunächst nur von |

den Klöstern, später war er in vielen Bauerngärten zu finden. Aber bereits in der Antike wird er aufgrund seiner vorzüglichen Heilwirkung erwähnt. Hildegard von Bingen empfahl ihn gegen vielerlei Leiden. In der Oberpfalz stellten die Apotheker schon im 15. Jahrhundert Salben, Sirup und Saft aus Kraut und Wurzeln des Eibisch her. Das Geschäft war damals so lukrativ, daß auch Landfahrer und viele Scharlatane dieses Produkt imitierten und mit dem »Brustsaft«, der gegen alle Formen von Lungenerkrankungen eingesetzt wurde, gute Umsätze erzielten, sehr zum Ärger der Apotheker.

---

Inhaltsstoffe: Schleimstoffe in größerer Menge, ätherische Öle, Zucker, Pektin, Asparagin, Gerbstoffe

---

Verwendung: Viele Fertigpräparate und Heilkräutermischungen enthalten Bestandteile des Eibisch. Die Hauptwirkung beruht auf dem hohen Gehalt an schützenden Schleimstoffen. Diese wirken reizmildernd, abdeckend und entzündungshemmend bei Erkrankungen des Verdauungsapparates, die mit Durchfall, Blähungen und Entzündungen einhergehen. Durch eine Reduktion der Sekretion von Verdauungssäften wird der Effekt noch erhöht. Krampfartige Schmerzen klingen ab, die Heilung wird beschleunigt. Die Schleimstoffe können den Körper bei Infektionen im Darm gegen einen Übertritt giftiger Stoffwechselprodukte schützen.

Auch in den Atmungsorganen wird die bronchiale Schleimschicht verstärkt und damit trockener Reizhusten gebessert. So eignet sich Eibisch, ebenso wie Holunder und Linde, vornehmlich für Pferde, deren Husten unproduktiv, rauh und quälend ist, weil nicht genug Bronchialschleim vorhanden ist, weniger jedoch zur Schleimlösung bei feuchtem Husten.

Frisch zerquetschte Blätter oder ein Aufguß aus Wurzeln und Blättern können darüber hinaus äußerlich zur Behandlung alter Wunden eingesetzt werden.

Zur Konservierung wird die Wurzel des im Garten angebauten Eibisch geschält, in dünne Scheiben geschnitten und bei 50–60°C getrocknet. Die Blätter hingegen sollte man nur schattig trocknen.

---

Dosierung: innerlich 50–100 g pro Pferd und Tag;
zur Wundbehandlung 100 g mit 1 l Wasser aufkochen

---

Achtung: Geschützte Pflanze!

# Enzian (Gelber Enzian)

*Gentiana lutea*

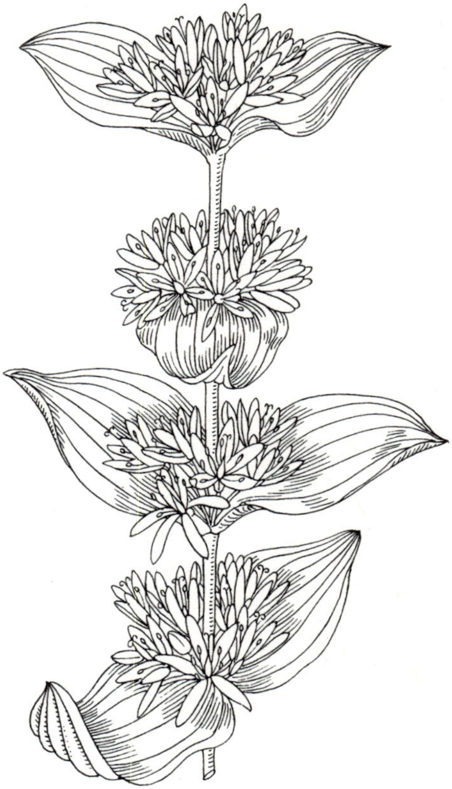

| | |
|---|---|
| Merkmale: | mehrjährige Staude mit kurzer, fleischiger Wurzel; Stengel bis 150 cm hoch, unverzweigt, zylindrisch, glatt und hohl; Blätter etwa 30 cm lang und 15 cm breit, eiförmig, ganzrandig, gerippt; Blüten in goldgelben Trugdolden |
| Standort: | Der Gelbe Enzian ist eine geschützte Pflanze und darf nicht in der freien Natur gesammelt werden! Bei versuchsweisem Gartenanbau ist eine feuchte Hanglage mit leicht saurem Boden ideal. |
| Blütezeit: | Juli bis August |
| Sammelgut: | Wurzel und Kraut |
| Sammelzeit: | Kraut von Juni bis August, Wurzel im September |
| Allgemeines: | Bereits die Ärzte und Heilkundigen der Antike erwähnen den Enzian als »goldene Wurzel«, die bei Geschwüren einge- |

setzt wurde. Darüber hinaus wurden ihm auch obskure Wirkungen zugeschrieben: Bei Schlangenbissen und Skorpionstichen sollte er als letzte Rettung dienen, die gepulverte Wurzel »viele Krankheiten der Seele und des Gemütes« heilen.
In Deutschland sammelte man die Wurzel des wilden Enzians schon sehr früh zu Heilzwecken, allerdings nur für den Menschen. Sie wurde in Schnapsbrennereien zu »Theriak« verarbeitet, einem Trank, dem wundersame Kräfte gegen vielerlei Krankheiten zugeschrieben wurden. Die Wirkung des auf diese Weise natürlich überforderten Heilkrautes bestand so hauptsächlich in den guten Geschäften der Theriak-Händler. Erst später entdeckte man den tatsächlichen Nutzen, nämlich die verdauungsfördernde und appetitanregende Wirkung. Ein Aufguß aus der Wurzel wirkt außerdem leicht beruhigend. Heute ist der Enzian trotz seiner hohen Vermehrungsquote – eine einzige Pflanze produziert fast 10 000 Samen – eine in der freien Natur seltene Pflanze geworden und daher geschützt.

| | |
|---|---|
| Inhaltsstoffe: | Bitterstoffe, Glykoside, Zucker, Pektin, Gerbstoffe, Schleimstoffe |
| Verwendung: | Der bitter schmeckende Enzian verstärkt die Sekretion der Verdauungsdrüsen, regt den Appetit an und fördert die Verdauung. Dieser Mechanismus läuft indirekt über die Wahrnehmung der Bitterstoffe auf der Zunge ab.<br>Enzian hat sich auch bei Pferden mit nervösen Beschwerden im Verdauungstrakt bewährt und ist darüber hinaus von allgemein beruhigender Wirkung, vor allem bei einer Kombination mit anderen gleichartigen Kräutern.<br>Die fiebersenkende Komponente der Wurzel wird zwar in der Volksmedizin beschrieben, kann aber für Pferde nicht ohne weiteres übernommen werden. Einerseits ist die Unterdrückung heilsamen, geringen Fiebers bis etwa 39,5° C nicht sinnvoll, andererseits reicht die Wirkung des Krautes bei gefährlich hohem Fieber alleine nicht aus. |
| Dosierung: | 10–30 g pro Pferd und Tag, bevorzugt als Aufguß, um die Wirkstoffe besser auszunutzen |
| Achtung: | Geschützte Pflanze! |

# Heidelbeere (Blaubeere)

*Vaccinium myrtillus*

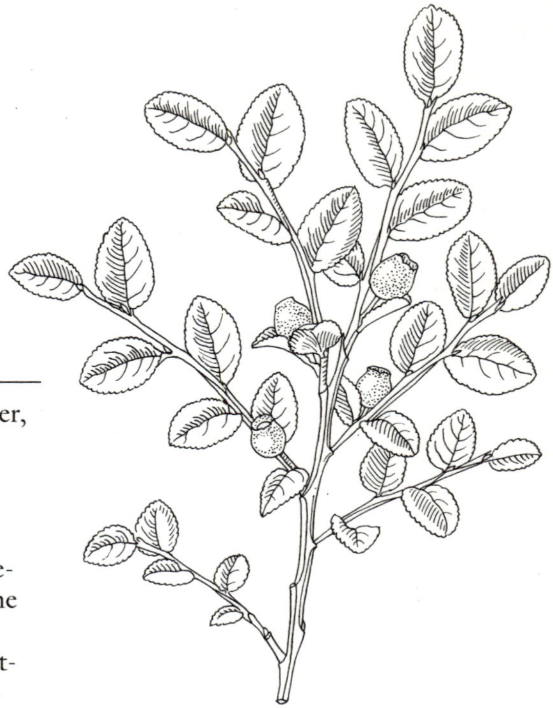

| | |
|---|---|
| Merkmale: | stark verzweigter, etwa 20–40 cm hoher Halbstrauch; grüne, scharfkantige Zweige; kurzgestielte, rundliche bis eiförmige, feingesägte Blätter; Blüten einzeln an kurzen Stielen in den oberen Blattachseln; blauschwarze Beeren mit rotem Saft |
| Standort: | lichte Laub- und Mischwälder, steinige Wiesen; bevorzugt schwach saure Böden |
| Blütezeit: | Mai bis Juli |
| Sammelgut: | Blätter und Früchte |
| Sammelzeit: | Juni bis Juli, reife Früchte ab Juli |
| Allgemeines: | Heidelbeeren oder Blaubeeren standen in früheren Zeiten in Deutschland in dem Verdacht, Gicht zu erzeugen, und wurden daher gemieden. Die Heilkundigen des frühen Mittelalters rieten von ihrem Gebrauch ausdrücklich ab. Erst später erkannte man die vielseitige Verwendbarkeit der Heidelbeere als Nahrungsmittel und noch später auch die Heilwirkung. Seit dem frühen Mittelalter nutzten die Menschen den rot- |

blauen Saft der Frucht auch als Grundstoff zum Färben von Textilien und anderen Gebrauchsgegenständen.
Intensive Zuchtmaßnahmen haben verschiedene Kulturformen der Heidelbeere hervorgebracht, die sich von den kleinen Waldfrüchten in Größe und Form, aber auch in der Geschmacksintensität unterscheiden. Die Entnahme aus der Natur sollte grundsätzlich nur durch Pflücken erfolgen, nicht aber durch mechanisches Kämmen der Pflanzen mit technischen Hilfsmitteln, bei denen der Strauch viele Blätter einbüßt und auf Dauer Schaden nimmt.

---

Inhaltsstoffe:

Blätter: Gerbstoffe vom Katechintyp, Flavonoide, Phenolglykoside
Früchte: Mineralien, Vitamine C und $B_1$, Carotinoide, Zukker, Gerbstoffe, Glykoside, organische Säuren

---

Verwendung:

Heidelbeeren sind reich an Vitaminen, Mineralien und Spurenelementen und regen die Harnausscheidung auf milde Weise an. Die Gerbstoffe wirken entzündungshemmend, desinfizierend und stopfend bei Durchfall und Magen-Darm-Verstimmung, da sie die Blutgefäße zusammenziehen, die Sekretion der Drüsen in der Schleimhaut reduzieren und den Darm beruhigen. Die obere Schicht der Schleimhaut wird gleichsam verdickt, die Zellen besser miteinander vernetzt und damit auch die Aufnahme giftiger Stoffe aus dem Darm in den Körper verhindert.
Das Kraut der Pflanze hat diese Eigenschaften ebenfalls aufzuweisen, wirkt aber noch stärker. Bei Pferden mit Darmentzündungen und Durchfall spielt die stopfende Wirkung der Gerbstoffe eine wesentliche Rolle. Die überdies enthaltenen Vitamine, Mineralstoffe und Spurenelemente verbessern die Abwehrlage des Patienten erheblich.

---

Dosierung:

20–40 g Blätter pro Pferd und Tag, auch als Aufguß zu verabreichen

---

**Vorsicht:**

Während die getrockneten Früchte in pferdegerechten Mengen beliebig angewendet werden können, sollte sich die Gabe der Blätter auf kurze Zeit – maximal eine Woche – beschränken, da einige der Inhaltsstoffe giftig wirken können.

# Hirtentäschel (Gemeines Hirtentäschel)

*Capsella bursa-pastoris*

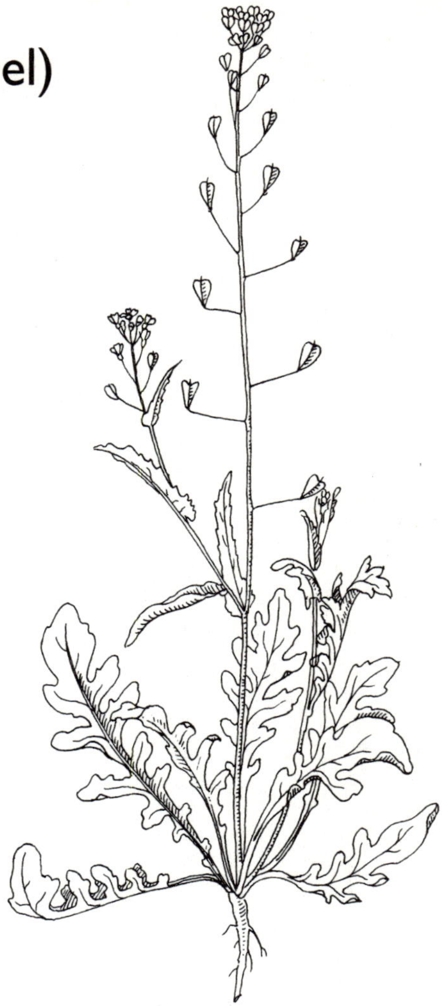

| | |
|---|---|
| Merkmale: | ein- bis zweijährige, krautige Pflanze mit 10–60 cm hohem Stengel; Grundblätter in Rosette, tief eingeschnitten, gelappt und größer als die lanzettlichen, ungeteilten Stengelblätter; trugdoldige weiße Blütenstände |
| Standort: | stickstoffreiche Böden, häufig an Äckern und Wegrändern |
| Blütezeit: | April bis September |
| Sammelgut: | obere Krautteile in der Blüte |
| Sammelzeit: | Mai bis August |
| Allgemeines: | Das Hirtentäschel gilt als häufiges und hartnäckiges Unkraut. Besonders in reinen Ackerbaugebieten steht das Hirtentäschel an vielen Feld- und Wegrändern.<br>Bereits den Heilkundigen der Antike war bekannt, daß die Pflanze blutstillende und uteruswirksame Eigenschaften hat. |

Im Mittelalter diente das Kraut den Hebammen als unverzichtbares Mittel gegen Blutungen nach der Geburt, da es die Gefäße von Haut und Schleimhaut zusammenzieht, die Blutgerinnung fördert und die Gebärmutter kontrahiert. Es hat weniger Nebenwirkungen als das auch zu diesem Zweck eingesetzte Mutterkorn, welches oft zu Vergiftungen führte.

---

Inhaltsstoffe: Flavonoide, Tannine, organische Säuren, biogene Amine, Vitamine K und C

---

Verwendung: Es ist nachgewiesen, daß Hirtentäschel bei Pferden in dem beschriebenen Sinne wirksam ist. Ein Problem liegt aber darin, daß geburtsbedingte Blutungen aus der Gebärmutter, die bei Pferden eher selten sind, sehr plötzlich einsetzen und in der Regel auch so heftig verlaufen, daß ein Heilkraut nicht mehr zum Zuge kommen kann. Die vorbeugende Verfütterung wiederum ist bei tragenden Stuten aus pharmakologischen Gründen nicht möglich.

Neigen Pferde nach anstrengender Arbeit zu Nasenbluten, ohne daß eine genaue Diagnose gestellt werden kann, ist ein Versuch mit Hirtentäschel sinnvoll. Rennpferde leiden gelegentlich unter diesem Problem, dem offenbar Schwächen im Kapillarbett von Lunge und Bronchien zugrunde liegen.

Beobachtungen deuten darauf hin, daß Hirtentäschel auch die Darmbewegung anregt und damit Verstopfungskoliken vorbeugen kann.

Die äußere Anwendung, also das direkte Auflegen des frischen Krautes auf eine blutende Wunde oder die Benutzung eines Aufgusses, ist kaum erfolgreich, da der kontrahierende, gerinnungsfördernde Wirkmechanismus dann nicht zum Tragen kommt.

---

Dosierung: 20–40 g pro Pferd und Tag

---

**Vorsicht:** Hirtentäschel kann bereits bei therapeutischer Dosis Nebenwirkungen haben! Die überdosierte Anwendung, eine Verfütterung über einen Zeitraum von mehr als zwei Wochen hintereinander und die isolierte Verfütterung, also nicht im Rahmen einer Mischung, sind unbedingt zu vermeiden. Für tragende Stuten ist das Kraut streng verboten, da es zu einer Fehlgeburt führen kann.

# Holunder (Schwarzer Holunder)

*Sambucus nigra*

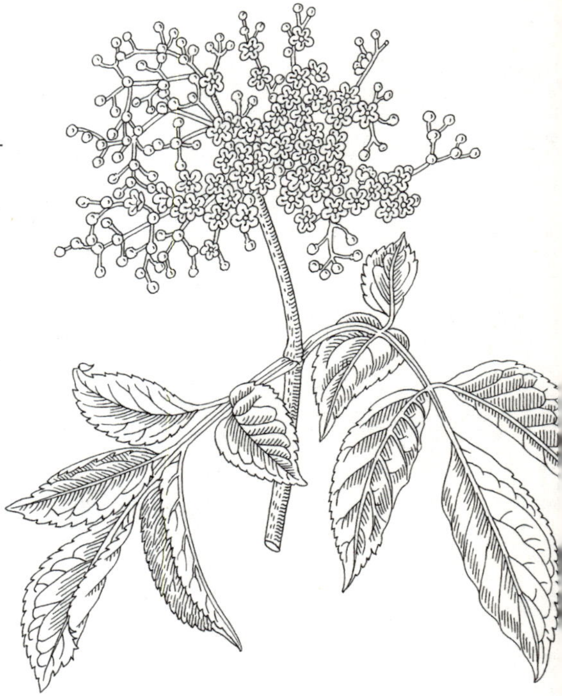

| | |
|---|---|
| Merkmale: | 2–7 m hoher Strauch oder niedriger Baum mit grauer Rinde und weißem Mark; gegenständige Blätter unpaarig gefiedert, eiförmig, mit gesägtem Rand; weißgelbe Blüten in schirmartigen Trugdolden; Früchte schwarzviolett, saftig, mit zumeist drei schwarzbraunen Samen |
| Standort: | nährstoffreiche, feuchte Böden, Auenwälder, lichte Laubwälder; oft in Gärten und auf Weiden angepflanzt |
| Blütezeit: | Mai bis Juli |
| Sammelgut: | Blüten, reife Beeren |
| Sammelzeit: | Juni bis Juli (Blüten), Juli bis August (Beeren) |
| Allgemeines: | Der Holunder ist eine kultische Pflanze der germanischen Mythologie. Im Mittelalter wurden viele Bauernhäuser mit |

Holunder umpflanzt, um sich der Hilfe der in ihm wohnenden guten Geister zu versichern, die das Haus, die Menschen und das Vieh vor Feuer, Pest und anderem Unglück schützen sollten. Die vielfältigen Heilwirkungen des auch als Holler oder Hulla bezeichneten strauchigen Baumes wurden erst später entdeckt, dann aber sehr hoch geschätzt: »Vor dem Hollerbaume muß man seinen Hut ziehen.«
Blüten und Früchte nahmen nicht nur in der bäuerlichen Haus- und Stallapotheke einen wichtigen Platz ein, sondern wurden auch für die Ernährung genutzt. Der durch Einwekken konservierte Beerensaft diente als Vitaminquelle für den Winter. In den Mittelgebirgen bekam das Vieh zum Weideauftrieb eingedicktes Mus aus Holunderbeeren, und dies nicht nur wegen der Heilwirkung, sondern auch als Schutz vor Krankheiten und Unfällen.
Der verwandte Zwergholunder (*Sambucus ebulus*) wurde nur wenig genutzt, da seine Wirkstoffe in größeren Mengen leicht zu Erbrechen und Kopfschmerzen führen.

---

Inhaltsstoffe: ätherische Öle, Flavonoide, Polyphenolsäuren, Schleimstoffe, Gerbstoffe, Zucker, Vitamine C und A

---

Verwendung: Holunder ist bereits durch seine Anwesenheit wertvoll, denn der Strauch hält sommerliche Insekten fern. Da die Pferde Laub und Rinde im natürlichen Zustand verschmähen, kann er leicht zur Begrünung von Stallanlagen verwendet werden, zumal er sehr frohwüchsig ist.
Die im Juni geernteten Blüten werden getrocknet und bei fieberhaften Erkrankungen der Atemwege unterstützend verabreicht. Sie haben eine schwach antibiotische sowie eine stark harntreibende Wirkung. Außerdem sind sie schweißtreibend. Diese Eigenschaft war in der Volksmedizin begehrt. Bei Pferden ist sie jedoch unerwünscht, da Schwitzkuren keinen Sinn machen. Holunder sollte also nicht überdosiert werden.
Die Früchte haben eine harntreibende und vor allem abführende Wirkung. Dadurch eignen sie sich auch zur Vorbeugung von Verstopfungskoliken im Winter.
Blüten und Früchte enthalten geringe Mengen Baldriansäure, die für den blutdrucksenkenden, beruhigenden Effekt verantwortlich ist.

---

Dosierung: 30–60 g Blüten oder bis zu 150 g Beeren pro Pferd und Tag

# Huflattich

*Tussilago farfara*

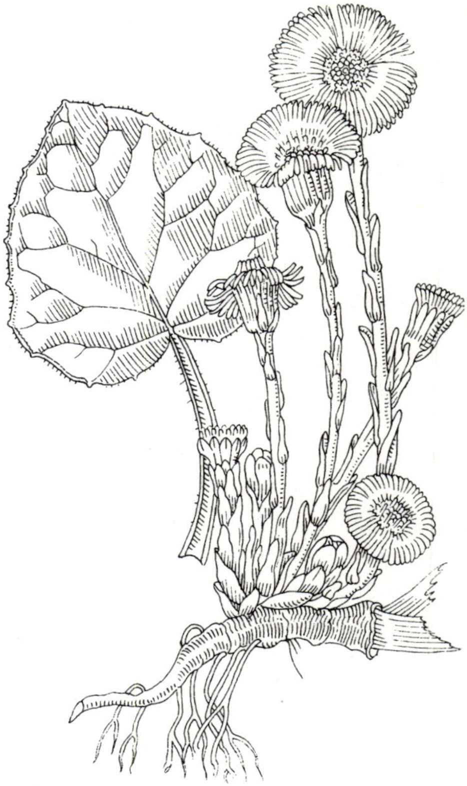

| | |
|---|---|
| Merkmale: | mehrjährige, 5 bis 20 cm hohe Pflanze, deren herzförmig-rundliche, an der Unterseite behaarte Blätter erst nach den gelben Blüten erscheinen; kriechender Wurzelstock |
| Standort: | feuchte und lehmige Böden, Wegränder, brachliegende Ackerflächen |
| Blütezeit: | März bis Mai |
| Sammelgut: | Blätter, Blüten |
| Sammelzeit: | Juni bis August (Blätter), April bis Mai (Blüten) |
| Allgemeines: | Bereits der Name sagt es deutlich: »tussis« ist das lateinische Wort für Husten. Huflattich wurde als eines der ältesten pflanzlichen Heilmittel schon von Hippokrates bei Hustenerkrankungen empfohlen. Im 18. Jahrhundert riet man zu seinem Gebrauch bei »kurzem Atem, Schwindsucht, Husten, Engbrüstigkeit, Keuchen und Brustkrankheiten«.<br>Huflattich stillt vor allem den quälenden Hustenreiz der trokken entzündeten Bronchialschleimhaut. Er war für die ärme- |

| | |
|---|---|
| | ren Bevölkerungsgruppen oft das einzig wirksame Hustenmittel und fehlte in der Volksheilkunde in keinem Rezept für Hustentee.<br>Vom ungeübten Sammler könnten die Blütenköpfe auf den ersten Blick mit denjenigen des Löwenzahnes verwechselt werden, die Blätter unterscheiden sich aber deutlich. |
| Inhaltsstoffe: | Schleimstoffe, Saponine, Gerbstoffe, Flavonoide, Inulin, Pyrrolizidinalkaloide |
| Verwendung: | Blütenstände und Blätter werden bei Hustenerkrankungen angewendet, die mit trockenem Reizhusten einhergehen. Huflattich regt die Schleimproduktion an, der entstehende Bronchialschleim ist aber dünnflüssig und kann später leicht abgehustet werden.<br>Bei eigener Ernte sollte berücksichtigt werden, daß Blätter und vor allem Blüten recht fleischig und daher wasserhaltig sind. Die schattige Trocknung muß daher wirklich sorgfältig und vollständig erfolgen, um eine spätere Schimmelpilzbildung bei der Lagerung zu verhindern. |
| Dosierung: | 10–20 g pro Pferd und Tag |
| **Vorsicht:** | Huflattich enthält geringe Mengen Pyrrolizidinalkaloide, die als krebserregend und leberschädigend gelten. Der Einsatz größerer Mengen der reinen Droge ist daher nicht ratsam. Die Verabreichung sollte vielmehr im Rahmen einer Hustenkräutermischung erfolgen. |

# Johanniskraut (Tüpfel-Johanniskraut)

*Hypericum perforatum*

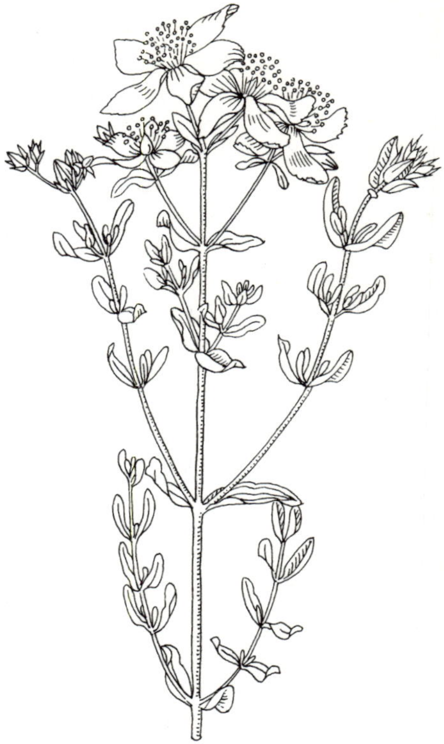

| | |
|---|---|
| Merkmale: | mehrjährige, 30 bis 60 cm hohe Staude mit markigem Stengel und länglich-ovalen, durchscheinend punktierten Blättern; gelbe Blüten in Trugdolden |
| Standort: | Wegränder, trockene, magere Wiesen mit extensiver Nutzung |
| Blütezeit: | Juni bis August |
| Sammelgut: | Blüten |
| Sammelzeit: | Juni bis Juli |
| Allgemeines: | Der Name leitet sich vom idealen Sammelzeitpunkt des Krautes ab: Um Johanni (24. Juni) herum enthalten die Blütenblätter große Mengen des rötlichen Wirkstoffes, der beim Zerquetschen austritt. Dieser wurde Johannisblut genannt und galt als probates Mittel gegen Hexerei und teuflisches Werk. Am Fest Mariä Himmelfahrt geweihte Kräutersträuße enthalten Johanniskraut, und ein Zweig daraus, am Leib in der Kleidung getragen oder im Haus aufbewahrt, sollte vor Unglück schützen: »Item von dem Kraut Hipericon findet |

man hie und überall in dem hauß an etlichen Orten aufgehänget.«
Johanniskraut ist eine typische Wildpflanze, die mit üppig gedüngten Kulturgräsern an feuchten Standorten nicht konkurrieren kann. Man trifft es daher vornehmlich an trockenen, stickstoffarmen Standorten, oft auf naturbelassenen und mit wenig Vieh besetzten Weiden, auf denen es aber nicht erwünscht ist: Das enthaltene Hypericin reagiert nach Aufnahme durch die Weidetiere mit dem ultravioletten Licht und bewirkt zum Teil heftige, dem Sonnenbrand ähnliche Reaktionen der Haut, vornehmlich unter weißem Fell. Dieser Zusammenhang ist, besonders bei Rinderrassen mit ausgeprägt weißem Fellanteil, bereits lange bekannt, weswegen man das Kraut auch »Hexenkraut« nannte.

| | |
|---|---|
| Inhaltsstoffe: | Hypericin, Hyperforin, ätherische Öle, Gerbstoffe |
| Verwendung: | Der für Menschen aus den getrockneten Blättern und Blüten des Johanniskrautes zubereitete Tee hat eine beruhigende, euphorisch stimmende Wirkung und hilft bei Durchfallerkrankungen. Für Pferde hingegen ist die innere Verabreichung aus den bereits erwähnten Gründen nicht möglich.<br>Zur äußeren Anwendung stellt man Johanniskrautöl her: Die Mitte Juni bis Ende Juli gesammelten Blütenblätter werden locker in eine verschließbare Flasche gebracht. Diese füllt man mit gutem Pflanzenöl auf und stellt sie für etwa 10 Tage in die Sonne, bis sich das Öl rötlich färbt. Unter Austausch der ausgelaugten Blüten gegen neue wiederholt man den Vorgang etwa dreimal, bis das Öl dunkelrot ist.<br>Die Anwendung des Öls erfolgt äußerlich und lokal bei Insektenstichen und Satteldrücken, Blutergüssen und Prellungen, aber auch bei schlecht heilenden Wunden. |
| Dosierung: | Johanniskrautöl ein- bis zweimal täglich äußerlich auftragen |
| **Vorsicht:** | Die innere Verabreichung von Johanniskraut ist für Pferde nicht möglich. Die beschriebenen Nebenwirkungen sind in geringerem Umfang auch bei großflächiger äußerer Anwendung zu erwarten. Für Weidetiere und im Hochsommer ist auch diese Nutzung daher nicht empfehlenswert. |

# Kamille (Echte Kamille)

*Matricaria recutita (Matricaria chamomilla)*

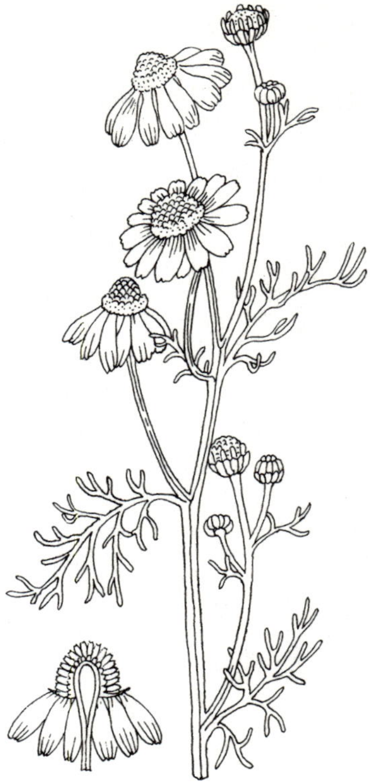

| | |
|---|---|
| Merkmale: | einjährige, 15 bis 30 cm hohe Pflanze mit dreifach fiederteiligen Blättern und endständigen, außen weißen und innen gelben Blütenköpfchen; intensiv duftend |
| Standort: | Äcker, Ödland, Wegraine, nährstoffreiche Böden |
| Blütezeit: | Mai bis September |
| Sammelgut: | Blüten |
| Sammelzeit: | Juni bis August |
| Allgemeines: | Kamille wuchs nicht nur im Mittelalter in jedem Klostergarten und wurde in der Volksmedizin verwendet. Auch die Ärzte kannten und schätzten diese Pflanze: »Die gantz gemein Chamill ist der Doctor Recipe eins.«<br>Als besonders wirksam galten die am Johannistag (24. Juni) gesammelten Blüten. Die Kamille gehört wohl zu den Pflanzen, die mit der Naturheilkunde am intensivsten in Verbindung gebracht werden.<br>Verwandt mit der Echten Kamille ist die in geringerem Um- |

| | |
|---|---|
| | fang ebenfalls als Heilpflanze eingesetzte Römische Kamille (*Anthemis nobilis*), deren Wirksamkeit aber viel geringer untersucht ist. Sie unterscheidet sich optisch stark von der Echten Kamille.<br>Von ähnlichem Aussehen ist hingegen die pharmakologisch nicht wirksame Hundskamille (*Anthemis arvensis*), die man am Fehlen des typischen Duftes leicht erkennen kann. |
| Inhaltsstoffe: | ätherische Öle (Bisabolol, Matricin), Cumarin, Flavone |
| Verwendung: | Die innere Anwendung zeichnet sich besonders durch die beruhigende und entzündungshemmende Wirkung auf die Verdauungsorgane aus, die Krämpfe und Blähungen bessert. Zu Krampfkoliken neigende Pferde können damit stabilisiert werden, besonders vor belastenden Situationen, etwa Turnieren, Transporten und bei Witterungswechsel. Zur Therapie einer akuten Krampfkolik darf die Kamille natürlich nur ergänzend, nicht aber alternativ zu einer Behandlung durch den Tierarzt angewendet werden. Beim Vorliegen von Magengeschwüren sollte man auf die Verabreichung verzichten.<br>Ein nicht zu unterschätzender und gemeinhin wenig bekannter Vorteil liegt in der sedativen, beruhigenden Wirkung auf leicht erregbare Pferde, die problemlos vor Wettkämpfen erzielt werden kann, mit Vorteil auch beim Reiter.<br>Bei Ekzemen und anderen Hautreizungen sowie schlecht heilenden Wunden bringt ein Kamillenaufguß oft überraschend positive Ergebnisse.<br>Ist Kamille Bestandteil einer Mischung zum Inhalieren, kann die volle Wirksamkeit nur bei kleinster Tröpfchengröße des Dampfes durch Ultraschallvernebelung erwartet werden. |
| Dosierung: | innerlich 25–50 g pro Pferd und Tag;<br>zur äußeren Anwendung Aufguß aus 50 g Blüten mit 0,5 l Wasser |
| **Vorsicht:** | Die häufig empfohlene Anwendung am Auge ist für Pferde gefährlich und sollte deshalb unterlassen werden. |

# Knoblauch

*Allium sativum*

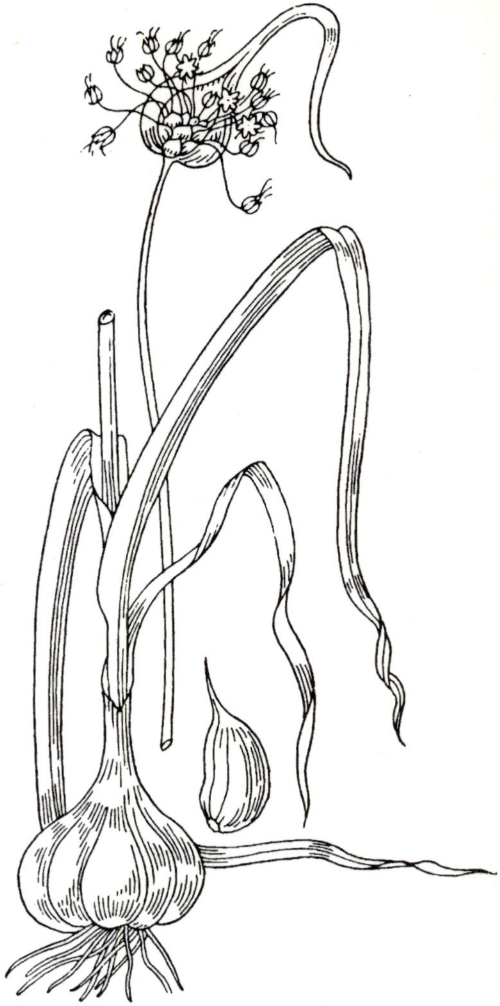

| | |
|---|---|
| Merkmale: | mehrjährige, bis 60 cm hohe Pflanze mit etwa 15 mm breiten Blättern; Zwiebel mit Nebenzwiebeln (»Zehen«); langgestielte Blüten in Scheindolde |
| Standort: | Gartenpflanze, Feldanbau, bevorzugt gehaltvolle Böden in sonniger Lage, aber nicht zu trocken |
| Blütezeit: | Juni bis August |
| Sammelgut: | Zwiebeln |
| Sammelzeit: | September bis Oktober, nach Verwelken der grünen Pflanzenteile |
| Allgemeines: | Der zu den Liliengewächsen zählende Knoblauch ist eine über 5000 Jahre alte, aus Zentralasien stammende Kulturpflanze des Menschen, die nicht nur als Gewürz verwendet wird, sondern auch vielfältige Heilwirkungen hat.<br>Als Abwehrmittel gegen Vampire galt er wegen seines durchdringenden Geruches und aufgrund der Schwarzverfärbung einer aufgehängten Zehe, die das Böse anziehen sollte. |

| | |
|---|---|
| | Knoblauchzehen aus hiesigem Anbau sind meist kleiner, aber wesentlich aromatischer als importierte Ware. Durch sorgsame Trocknung kann man sie leicht für den Winter konservieren. |
| Inhaltsstoffe: | Scharf- und Aromastoffe, Zucker, Lauchöl |
| Verwendung: | Knoblauch wirkt antibiotisch, desinfizierend und auswurffördernd. Auch wurden anti-allergische Inhaltsstoffe nachgewiesen sowie eine regulierende Wirkung auf Blutdruck und Cholesterinspiegel beim Menschen. Diese Eigenschaft hat für Pferde jedoch keine Bedeutung.<br>Zur Linderung chronischer Hustenerkrankungen ist Knoblauch gut geeignet, zumal dieses Krankheitsbild meist auch eine allergische Komponente umfaßt. Natürlich ist die Umstellung auf eine gesunde, staubarme Haltung (Vermeidung von Schimmelpilzsporen) die Hauptmaßnahme für solche Patienten.<br>Zur Unterstützung einer antibiotischen Behandlung kann Knoblauch ebenfalls eingesetzt werden und dabei zusätzlich seine blutreinigende Wirkung entfalten.<br>An Pferde mit Sommerekzem und anderen allergischen Hauterkrankungen oder schlecht heilenden Wunden kann er sowohl verfüttert als auch als frisch gepreßtes Öl, zur Hälfte gemischt mit Olivenöl, lokal angewendet werden.<br>Man beobachtet außerdem eine gering insektenabwehrende Wirkung.<br>Stark aufschwellende Insektenstiche können durch mehrfaches Betupfen mit frischem Knoblauchsaft gelindert werden, ebenso ein beginnender Satteldruck, wenn zusätzlich die auslösende Ursache abgestellt wird.<br>Die meisten Pferde akzeptieren die frischen Zehen trotz ihres aufdringlichen Geruchs und des scharfen Geschmacks gut. Andernfalls vermischt man diese mit Honig oder benutzt Knoblauchpulver, das allerdings nur eine geringere Wirksamkeit hat. |
| Dosierung: | 20–50 g pro Pferd und Tag |

# Linde

*Tilia spp.*

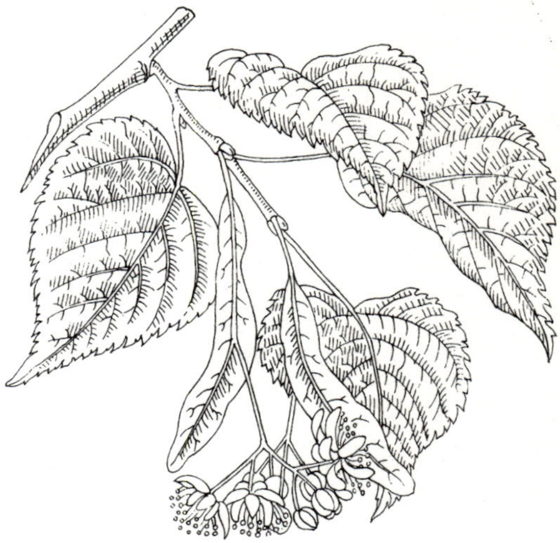

| | |
|---|---|
| Merkmale: | Winterlinde (*Tilia cordata*), Sommerlinde (*Tilia platyphyllos*) und Silberlinde (*Tilia tomentosa*), etwa 25–30 m hohe Laubbäume, Unterscheidung anhand der Blätter und der Blütenform |
| Standort: | schattige, feuchte Plätze, oft in Orten, am Ortsrand |
| Blütezeit: | Juni bis Juli (Sommerlinde), Juli bis August (Winterlinde) |
| Sammelgut: | Blütenstände |
| Sammelzeit: | Juli (Sommerlinde), August (Winterlinde) |
| Allgemeines: | Die Linde ist in der germanischen Mythologie einer der wichtigsten Bäume. Sie war Freya geweiht, der Göttin der Liebe, der Ehe und des Hausstandes. Zahlreiche Volksbräuche rankten sich in späterer Zeit um diesen Baum, der gegen Hexen, böse Geister und Teufelswerk schützen sollte. Über Jahrhunderte hatte jedes Dorf eine oder mehrere Dorflinden. Hier traf man sich zu vielerlei Anlässen, zur Rechtsprechung wie zum Tanz.<br>Das weiche Holz der Linde wurde für Schnitzereien und Gebrauchsgegenstände genutzt, der Lindenbast diente der Herstellung von Stricken, Schuhen und Gefäßen.<br>Obwohl die Linde schon früh als allgemeines Heilmittel gegen vielfältige Krankheiten erwähnt wird, sind genaue Beschreibungen und Anleitungen zur Nutzung erst relativ spät |

| | |
|---|---|
| | niedergelegt worden. Die heilsamen Inhaltsstoffe sind gleichermaßen in der Sommer- und Winterlinde enthalten, in geringerem Umfang in der Silberlinde. |
| Inhaltsstoffe: | Flavonoide, Schleimstoffe, organische Säuren, ätherische Öle |
| Verwendung: | Lindenblüten sind ein altes Hausmittel für Mensch und Tier, das auch heute noch häufig eingesetzt wird.<br>Bekannt sind die einhüllenden, schützenden, entzündungshemmenden und krampflösenden Eigenschaften. Die Linde ist daher bei Erkrankungen der Atemwege ebenso angezeigt wie bei Krämpfen und Schmerzen im Verdauungskanal. Hier wird auch der Gallefluß angeregt.<br>Die Hauptbedeutung für das Pferd liegt in der ausgesprochen reizmildernden, hustendämpfenden und beruhigenden Wirkung auf die Atemwege. Lindenblüten eignen sich besonders für die akute Phase einer trockenen Bronchitis mit schmerzhaftem, unproduktivem Reizhusten. Die Schleimstoffe schützen die Bronchialschleimhaut, hüllen sie ein und setzen die Reizschwelle für Hustenanfälle herab. Eine allgemein entzündungswidrige Wirkung beruhigt den Atmungsapparat zusätzlich.<br>Ähnlich dem Holunder wird die Linde in der Volksheilkunde als schweißtreibendes Mittel genutzt, um fieberhafte Erkältungskrankheiten schneller auszukurieren. Aus praktischen Gründen ist dieser Effekt bei Pferden aber im Gegenteil unerwünscht. Gerät der Patient also ins Schwitzen, so ist die Dosis zu verringern. |
| Dosierung: | 30–50 g pro Pferd und Tag, am besten nach Aufguß |

# Löwenzahn (Gemeiner Löwenzahn)

*Taraxacum officinale*

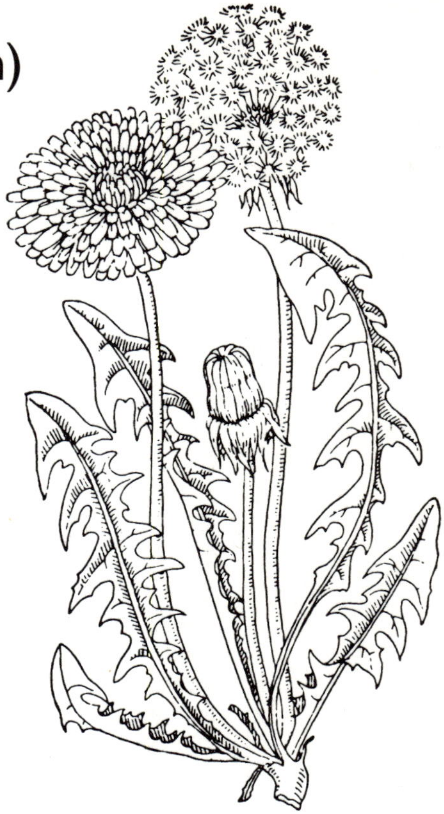

| | |
|---|---|
| Merkmale: | mehrjährige, 10 bis 50 cm hohe Pflanze; blattlos hohler Stengel mit weißem Milchsaft; leuchtend gelbe Einzelblüten; Blätter grob gesägt; tiefe Pfahlwurzel |
| Standort: | nährstoffreiche, tiefgründige Böden, Wiesen, Brachland |
| Blütezeit: | April bis August, in milden Lagen bis Oktober |
| Sammelgut: | alle Pflanzenteile |
| Sammelzeit: | grüne Pflanzenteile Mai bis August, Wurzel nach deren Verwelken |
| Allgemeines: | Wohl jeder kennt den Löwenzahn, dessen deutscher Name sich von der Form der Blütenblättchen ableitet und auch im Englischen (dandelion) und Französischen (dent de lion) ähnlich lautet.<br>Die zahlreichen volkstümlichen Namen wie Kuhblume und Kuhdutte lassen die Bedeutung erahnen: Der oft als Unkraut geschmähte Löwenzahn ist ein gutes Viehfutter, das auf- |

grund seiner langen Wurzel auch bei größter Dürre noch zur Verfügung steht. Das heutige massenhafte Vorkommen ist auf eine Überdüngung mit Stickstoff zurückzuführen sowie auf das sehr frühe und tiefe Ausmähen zur Heuernte, von dem sich der Löwenzahn auf Kosten anderer Weidepflanzen besser und schneller erholt.
Die Pflanze wird auch Bettbrunzer genannt und gibt damit einen Hinweis auf die therapeutische Verwendung als harntreibendes Mittel, das die Ausscheidung von Schlackenstoffen verbessert.

| | |
|---|---|
| Inhaltsstoffe: | Bitterstoff Taraxacin, Kautschuk, Sterole, Flavonoide, Schleimstoffe, Kalium |
| Verwendung: | Kraut und Wurzel des Löwenzahns erhöhen die Exkretionsrate der Niere deutlich und sind ein Tonikum für Leber und Verdauungstrakt, deren Drüsenfunktion sie anregen. Dadurch werden nicht nur Schlackenstoffe ausgespült, sondern auch eine generelle Entwässerung des Körpers erreicht, die gerade im Frühjahr angezeigt ist, wenn die Pferde die reichlich auf der Weide vorhandene Pflanze natürlicherweise in größeren Mengen aufnehmen.<br>Die Verfütterung der getrockneten Pflanze im Winter wirkt leicht abführend, appetitsteigernd und allgemein vitalisierend. Mit dem Milchsaft der frischen Pflanze kann man Warzen durch häufiges Betupfen zum Verschwinden bringen. Diese Anwendung ist aber nicht bei Wunden und blutenden Warzen erlaubt und bei größeren Veränderungen natürlich alleine nicht ausreichend. |
| Dosierung: | 20–40 g pro Pferd und Tag |

# Melisse

*Melissa officinalis*

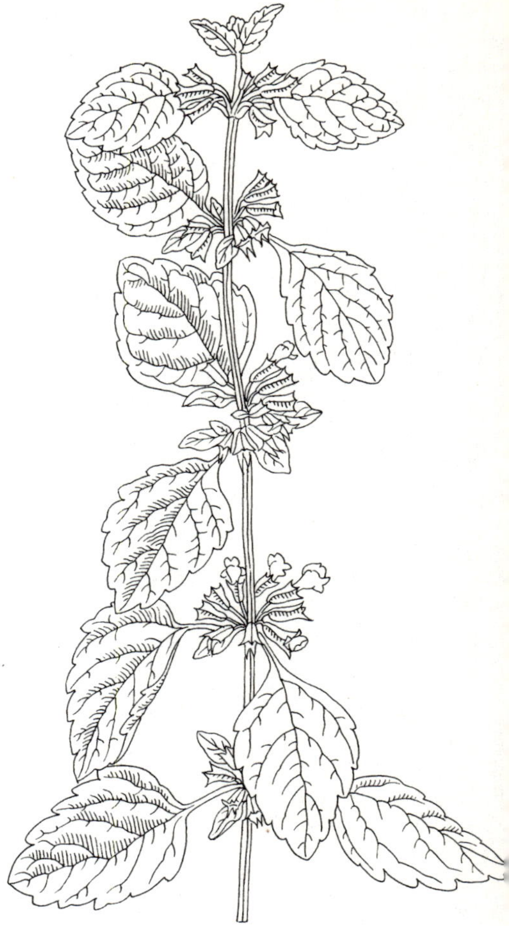

| | |
|---|---|
| Merkmale: | mehrjährige, 30 bis 80 cm hohe Staude mit Zitronenduft; rauten- bis eiförmige, grob gesägte Blätter; gelblichweiße Blüten in Scheinquirlen |
| Standort: | Gartenpflanze; bevorzugt schattige, feuchte Lagen |
| Blütezeit: | Juni bis August |
| Sammelgut: | Blätter, Kraut |
| Sammelzeit: | Mai bis Juni, vor der Blüte |

Allgemeines:

Das ursprüngliche Verbreitungsgebiet liegt in Kleinasien und dem östlichen Mittelmeerraum.
Durch die Araber gelangte die Pflanze nach Spanien, konnte sich aber auch in den mitteleuropäischen Klostergärten etablieren.
Ihr wurden unfehlbare Heilwirkungen bei Schlangenbissen und Skorpionstichen zugeschrieben, aber auch gegen verschiedene Gemütskrankheiten sollte die Melisse hilfreich sein.
Neben den gesundheitsfördernden Wirkungen diente die Melisse lange Zeit auch bevorzugt zur Herstellung von Konfekt

| | |
|---|---|
| | und Likören. Der berühmteste ist der Melissengeist, bei dem Heil- und Genußwirkung kaum voneinander zu trennen sind. |
| Inhaltsstoffe: | ätherische Öle (Citronellal, Citral, Ocimen), Rosmarinsäure, Triterpene, Flavonoide |
| Verwendung: | Melisse ist antibakteriell, krampflösend und beruhigend, besonders bei nervösen Magen-Darm-Beschwerden.<br>Sinnvoll ist die Kombination mit Kamille und Baldrian zur Beruhigung.<br>Mit Kamille und Pfefferminze kann Melisse zur Kolikprophylaxe bei gefährdeten Pferden eingesetzt werden.<br>Ein Aufguß von Melisse, Kamille und Schafgarbe eignet sich zur äußeren Behandlung von Pferden mit Ekzemen. |
| Dosierung: | 30–50 g pro Pferd und Tag, als Aufguß mit 0,5 l Wasser |

# Pfefferminze

*Mentha piperita*

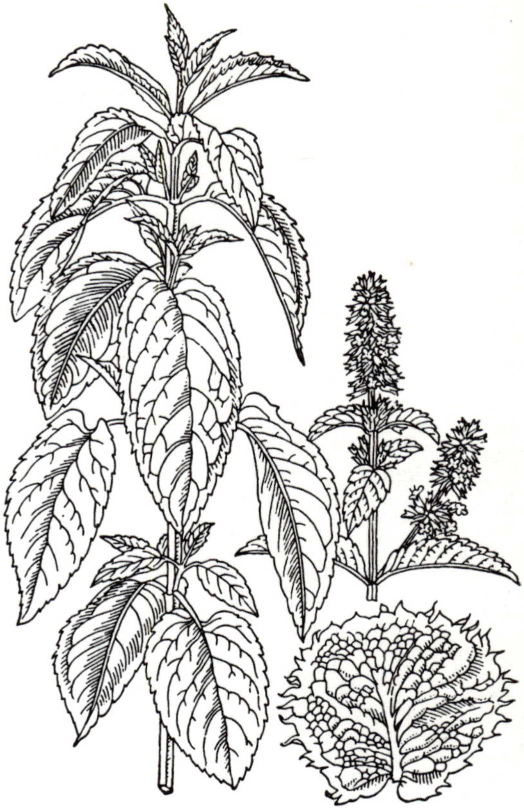

| | |
|---|---|
| Merkmale: | mehrjährige, 30 bis 80 cm hohe Staude mit aufrechtem Stengel und weitgehend kahlen Blättern; typischer aromatischer Duft; violette Blüten |
| Standort: | Kulturpflanze, Garten- und Feldanbau, selten verwildert; bevorzugt Halbschatten |
| Blütezeit: | Juni bis Juli |
| Sammelgut: | Blätter, Kraut |
| Sammelzeit: | Mai bis Juni, vor der Blüte |
| Allgemeines: | Die bei uns gebräuchliche Pfefferminze ist eine Kreuzung aus Wasserminze (*Mentha aquata*) und Grüner Minze (*Mentha spicata*). Bekannt ist auch die Krause Minze (*Mentha spicata crispa*). Den höchsten Wirkstoffgehalt weist die Pfefferminze auf. Sie ist eine typische Gartenpflanze und neben der Kamille das wohl bekannteste Heilkraut. Aber auch die wildlebenden Formen werden seit langer Zeit genutzt.<br>Bereits die Ägypter und Griechen kannten die therapeutischen und kosmetischen Möglichkeiten der Minze. In |

Deutschland schätzte man im 14. Jahrhundert besonders den Geschmack des würzigen Krautes zur Herstellung von Konfekt, welches zunächst über Apotheken vertrieben wurde. Aber bald wußte man auch um die Heilwirkungen: »hat die Eigenschaft, verhockte Stoffe auszulösen, kranke Stoffe auszuscheiden und verhockte Gase auszuführen«.

---

Inhaltsstoffe: ätherische Öle (Menthol, »Minzöl«, Menthon, Mentholester), Gerbstoffe

---

Verwendung: Die höchste Wirkung entfalten die frisch verwendeten Blätter. Pfefferminze wirkt beruhigend und entkrampfend auf Magen und Darm, reguliert die Verdauung und hilft gegen Blähungen.
Zur äußeren Anwendung gelangt das Minzöl als Unterstützung einer chemischen Hautpilzbekämpfung und bei Insektenstichen.
Bei der Inhalation für Hustenpatienten entfaltet Minzöl eine beruhigende und reizlindernde Wirkung auf den Schleimhäuten der Atemwege. Mit der Wasserdampfmethode erreicht man allerdings nur die oberen Luftwege. Zur unterstützenden Behandlung einer Bronchitis empfiehlt sich hingegen die Benutzung eines Ultraschallverneblers, um alveolengängige kleine Tröpfchen zu erreichen.
Die meisten Pferde lieben den Geschmack von Minze. Zur Gewöhnung an neue, unbekannte Futtermittel oder wenn die Verabreichung bitter schmeckender Medikamente erforderlich ist, können einige in Wasser verdünnte Tropfen Minzöl den heiklen Geruch oder Geschmack überdecken.

---

Dosierung: 20–40 g pro Pferd und Tag

# Ringelblume (Gemeine Ringelblume)

*Calendula officinalis*

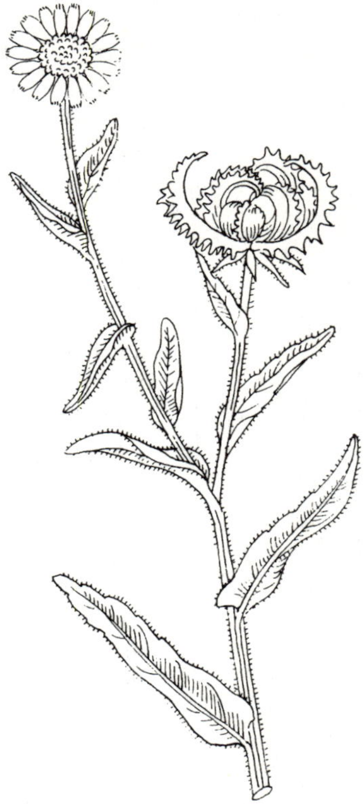

| | |
|---|---|
| Merkmale: | einjährige, 30 bis 50 cm hohe Gartenpflanze mit drüsig behaartem Stengel, spatelförmigen Blättern und orangegelben Blüten |
| Standort: | Gartenpflanze; sonnige Lage mit ausreichender Wasserversorgung |
| Blütezeit: | Juni bis August |
| Sammelgut: | Blüten |
| Sammelzeit: | Juni bis September |
| Allgemeines: | Die Ringelblume ist eine typische Gartenpflanze, die ursprünglich im Mittelmeergebiet beheimatet ist. Der Name erklärt sich aus ihrer Eigenschaft, die Blütenblätter bei drohendem Regen »einzuringeln«.<br>Vielfältige Liebeszauber wurden der Ringelblume zugeordnet: Wer die Wurzel im Schuh mit sich trage, habe Erfolg beim anderen Geschlecht. Andererseits war sie jedoch auch eine Totenblume, die zum Schmücken der zu Hause aufgebahrten Leiche benutzt wurde und den Verwesungsgeruch des Verstorbenen überdecken sollte. |

| | |
|---|---|
| | Schon früh diente die Ringelblume auch zum Färben von Speisen, wenn der teurere Safran ersetzt werden sollte. |
| Inhaltsstoffe: | ätherische Öle, Gerbstoffe, Bitterstoffe, Carotinoide |
| Verwendung: | Die Wirkstoffe der Ringelblume sind krampflösend und regen die Freisetzung von Verdauungsenzymen an. Bei Verdauungsstörungen und Leberproblemen verfüttert man die frischen oder getrockneten Blütenblätter.<br>Zur äußerlichen Anwendung stellt man einen Aufguß her. Dieser wirkt antibakteriell und entzündungsstillend bei Ekzemen und schlecht heilenden Hautwunden. Nach Satteldruck und der chemischen Bekämpfung von Hautpilzen wird die Fellneubildung angeregt.<br>Bekannter ist die Ringelblumensalbe, deren Herstellung man aber besser dem Apotheker überläßt, um keine Verunreinigungen über die Salbe in die Wunden zu bringen. Die Salbe wirkt nicht nur desinfizierend, sondern regt auch die Neubildung von Körpergewebe an und trägt damit zur schnelleren Wundheilung entscheidend bei. Sie kann bei allen Arten von oberflächlichen Wunden eingesetzt werden, allerdings nicht am Auge. |
| Dosierung: | innerlich 30–50 g pro Pferd und Tag; Aufguß zur äußeren Anwendung aus 50 g Blüten mit 0,5 l Wasser |

# Salbei (Echter Salbei)

*Salvia officinalis*

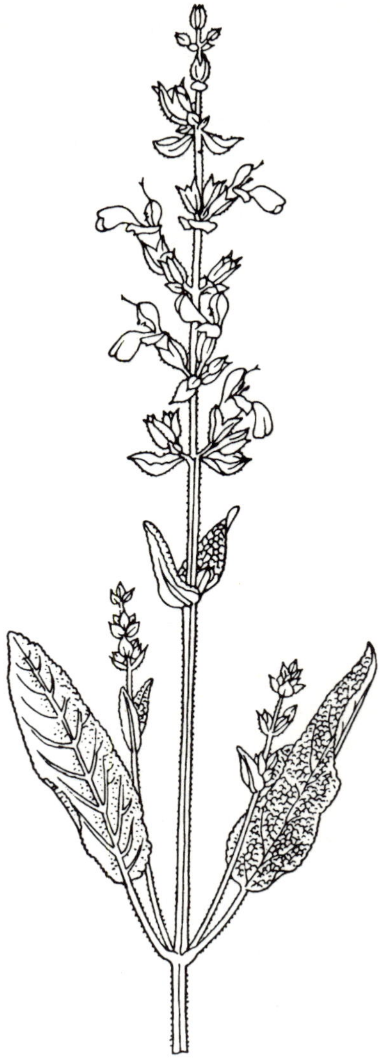

| | |
|---|---|
| Merkmale: | stark verzweigter, 30–70 cm hoher Halbstrauch mit lanzettförmigen, im Jugendstadium weißfilzig behaarten Blättern und rötlich-weißen Blüten |
| Standort: | Gartenpflanze, selten verwildert; bevorzugt gehaltvolle Böden, sonnige Lagen |
| Blütezeit: | Juni bis Juli |
| Sammelgut: | Blätter ohne Stengel |
| Sammelzeit: | Mai bis Juni |

Allgemeines: Die Heimat des Salbei ist das Mittelmeergebiet. Er ist eine volkstümliche Heilpflanze und galt schon immer als das Heilmittel schlechthin: »salvare« bedeutet heilen. Ein alter römischer Dichter sagte angeblich: »Numquid moreretur homo, dum Salvia crescit in horto!« (»Wie kann der Mensch noch sterben, während Salbei in seinem Garten wächst!«) Viele Volksbräuche nutzen den Salbei als Sympathiemittel: In ein

dreimal durchlöchertes Salbeiblatt werden einige Haare des oder der Geliebten zusammen mit eigenen Haaren eingeflochten und unter der Türschwelle vergraben.
Der Salbei ist bei uns eine typische Kulturpflanze, die in fast jedem Bauerngarten zu finden war.

| | |
|---|---|
| Inhaltsstoffe: | Gerbstoffe, Bitterstoffe, ätherische Öle (Thujon, Cineol) |
| Verwendung: | Beim Menschen gegen Zahnfleischentzündungen, bei allen Reizerscheinungen der Schleimhaut in Mund und Rachen sowie als Gurgelmittel. Diese Anwendung ist bei Pferden naturgemäß kaum zu erwarten.<br>Die innere Verabreichung bessert Blähungen, Entzündungen im Magen-Darm-Trakt und Durchfälle. Die Bitterstoffe wirken appetitanregend. Darüber hinaus erhöht Salbei sämtliche Ausscheidungsfunktionen des Körpers, verbessert den Leberstoffwechsel und wirkt harntreibend. Die Verabreichung erfolgt mit stark- und wohlschmeckenden anderen Futtermitteln, um den bitteren Geschmack zu überdecken.<br>Bei Wespen- und sonstigen Insektenstichen sowie bei Satteldruck legt man einige frische, zerstoßene Blätter unter einem Verband direkt auf die Haut. Zur Behandlung alter Wunden wird ein Aufguß verwendet. |
| Dosierung: | innerlich 30–50 g pro Pferd und Tag; zur äußeren Anwendung 50 g Blätter mit 1 l Wasser aufkochen |
| **Vorsicht:** | Eine längere Verabreichung in zu hoher Dosis ist wegen des herz- und kreislaufwirksamen Inhaltsstoffes Thujon nicht empfehlenswert. |

# Schachtelhalm (Acker-Schachtelhalm)

*Equisetum arvense*

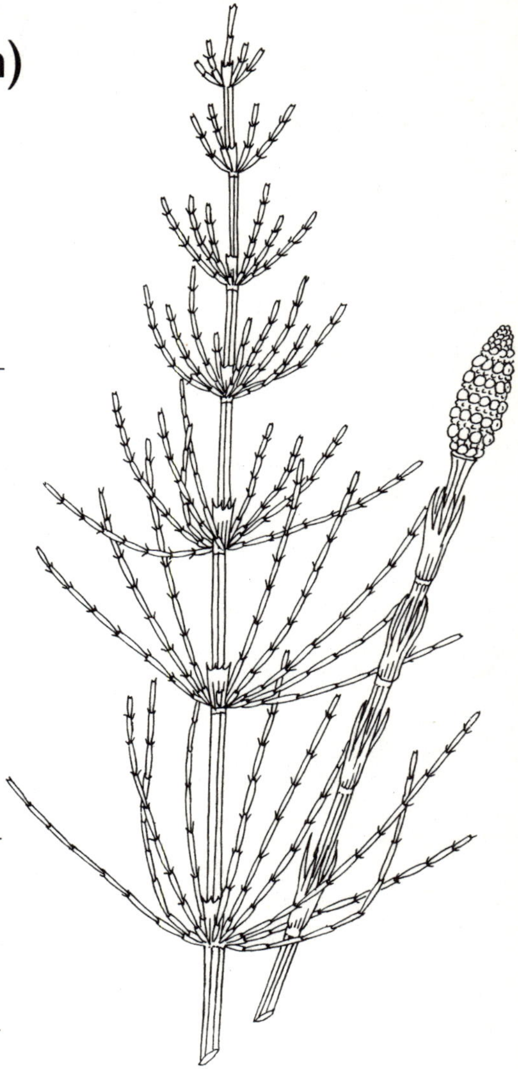

| | |
|---|---|
| Merkmale: | etwa 20–50 cm hohe Pflanze mit sowohl unverzweigten, gelblich-braunen Sprossen, an deren Ende sich die Sporangien (Fruchtstände) befinden, als auch stark seitenverzweigten grünen, nicht fruchttragenden Sprossen |
| Standort: | nährstoffreiche Böden in nicht zu sonniger Lage, an Äckern und Wegrändern |
| Blütezeit: | blütenlos, Vermehrung durch Sporen |
| Sammelgut: | grüne oberirdische Pflanzenteile |
| Sammelzeit: | Juni bis August |
| Allgemeines: | Auffallend und offenbar seit dem Altertum bekannt ist der |

hohe Kieselsäuregehalt der Pflanze. Man benutzte das Kraut daher als Putzmittel für metallische Haushaltsgegenstände und gab ihm auch den Namen »Zinnkraut«: »brauchen die mägd zum kuchengeschirr von zyn oder ander metal«.
Als Heilkraut wird der Schachtelhalm dagegen zunächst nur im Zusammenhang mit Nasenbluten erwähnt und zur Stillung von stark blutenden äußeren Wunden. Die letztgenannte Anwendung besteht für Pferde allerdings nicht, da der Pferdehalter solche Wunden ohne Einbringen jedweder Fremdstoffe nur steril verbinden sollte.

| | |
|---|---|
| Inhaltsstoffe: | große Mengen Kieselsäure, außerdem Kalium, Flavonoide und Alkaloide |
| Verwendung: | Schachtelhalm wird bei Nierenentzündungen und zur Entwässerung des Körpers bei Stauungserscheinungen eingesetzt. Er wirkt sich bei längerer Gabe günstig auf die Beschaffenheit von Fell und Hufen aus.<br>Eine gute prophylaktische Wirkung dieser Pflanze wurde beim Sommerekzem des Islandpferdes beschrieben, wenn die Verfütterung etwa vier Wochen vor der Ekzemsaison beginnt. Zusätzlich sollten äußere Behandlungen der entzündeten und juckenden Stellen mit geeigneten Kräutern vorgenommen werden. Ergänzend empfiehlt sich eine eiweiß- und energiearme Fütterung mit stark eingeschränktem Weidegang. Auf Schutz vor stechenden Insekten durch entsprechende Abwehrmittel oder zeitweilige Aufstallung kann man dennoch nicht verzichten. |
| Dosierung: | 25–50 g pro Pferd und Tag |
| **Vorsicht:** | Der nahe verwandte Sumpf-Schachtelhalm (*Equisetum palustre*) ist für Pferde giftig. Im Zweifelsfalle ist es sicherer, die getrocknete Droge über den Handel zu beziehen. |

# Schafgarbe (Gemeine Schafgarbe)

*Achillea millefolium*

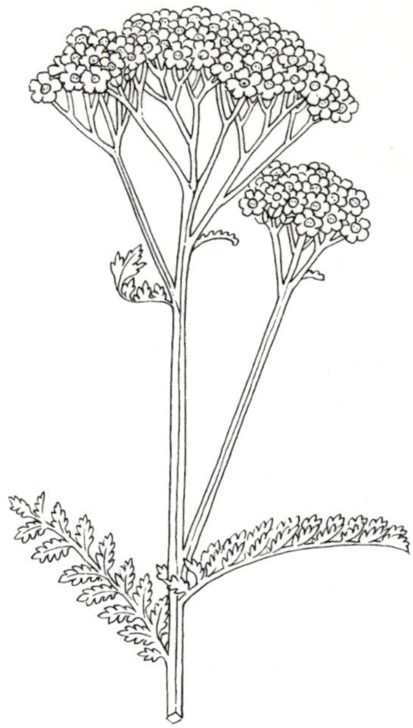

| | |
|---|---|
| Merkmale: | mehrjährige, bis 70 cm hohe Pflanze mit aufrechtem Stengel und mehrfach gefiederten Blättern; weiße bis gelblich-weiße Blüten in endständigen Trugdolden |
| Standort: | sonnige Wiesen, Weiden und Wegränder |
| Blütezeit: | Mai bis September |
| Sammelgut: | oberirdische Pflanzenteile |
| Sammelzeit: | Juni bis August |

Allgemeines:

Der wissenschaftliche Gattungsname leitet sich von Achilles ab, dem Aphrodite in der Sage zerstoßene frische Schafgarbe nach dem Kampf auf die Wunden legte. Die alten Griechen nannten die Pflanze Soldatenkraut, weil sie zur Wundversorgung nach der Schlacht benutzt wurde. Auch im deutschen Mittelalter war diese Anwendung bekannt. Der deutsche Name spielt darauf an, daß Schafe das Kraut bevorzugt fressen, den Stengel aber verschmähen.

Im Volksglauben ist die Schafgarbe Bestandteil der zu Mariä Himmelfahrt geweihten Kräutersträuße. Im Fenster aufgehängt, sollten sie die Pest und andere Übel abwenden.

Die Schafgarbe tritt auf Wiesen und Weiden häufig auf und sollte durch sorgsame Weidepflege gehütet werden. Überdün-

| | |
|---|---|
| | gung und nasse Standorte liebt sie nicht, gegen Trockenphasen ist sie weniger empfindlich. Die Pflanze wird von den Pferden im allgemeinen gerne gefressen. |
| Inhaltsstoffe: | Gerbstoffe (Tannine), Cumarine, phenolische Säuren, ätherische Öle (Thujon, Pinen, Campher, Cineol), Flavonoide |
| Verwendung: | Entgegen der Sage ist die blutstillende Wirkung bisher ungeklärt. Auch ist es nachvollziehbar, daß man starke Blutungen nur mit geeigneten Verbänden stillen kann, wohingegen kleine Wunden für Pferde keine besondere Verblutungsgefahr darstellen.<br>Der Aufguß hat eine adstringierende (zusammenziehende) Wirkung bei allergischen Hauterkrankungen und kann schlecht heilende, infizierte Wunden zur Regeneration anregen. Trotzdem besteht, besonders bei Verwendung des frischen Preßsaftes, in seltenen Fällen die Gefahr, daß dieser seinerseits eine allergische Hautreizung hervorruft.<br>Die innere Anwendung der leicht bitter schmeckenden Pflanze behebt Störungen im Magen-Darm-Bereich, stillt Durchfälle, lindert Krämpfe und Blähungen, regt die Verdauung an und bessert Appetitlosigkeit. |
| Dosierung: | innerlich 20–30 g pro Pferd und Tag;<br>zur äußeren Anwendung 50 g mit 1 l Wasser aufkochen |
| **Vorsicht:** | Eine längere Überdosierung der Pflanze ist aufgrund spezieller Inhaltsstoffe nicht zu empfehlen. |

# Schlüsselblume (Wiesen-Schlüsselblume, Primel)

*Primula veris*

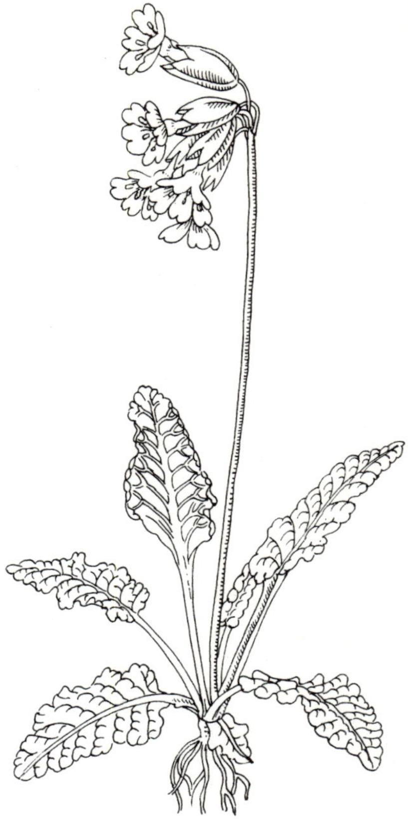

| | |
|---|---|
| Merkmale: | mehrjährige, 15 bis 30 cm hohe Staude; Blätter in grundständiger Rosette geordnet, länglich-eiförmig, runzlig, am Rand stumpf gezahnt; Blütenstengel rund und blattlos, mit dottergelben, duftenden Blüten in Trugdolde |
| Standort: | Wiesen, Gebüsche, Waldränder |
| Blütezeit: | April bis Mai |
| Sammelgut: | Wurzel, Blätter, Blüten |
| Sammelzeit: | März bis Mai (Wurzel), April bis Mai (Blätter, Blüten) |
| Allgemeines: | Die Schlüsselblume ist heute fast nur noch als Schmuckpflanze bekannt. Doch wird sie bereits von Hildegard von Bingen erwähnt, die sie als Mittel gegen Melancholie und Wahnvorstellungen empfiehlt und zur Linderung von Kopfschmerzen. Später wird ihre Anwendung überwiegend mit Gicht |

| | |
|---|---|
| | und rheumatischen Erkrankungen in Verbindung gebracht. Primeln, so hieß es, entzögen dem Blut schädigende Stoffe, die sich sonst in den Gelenken ablagern.<br>Für das Vieh galten am Walpurgistag gepflückte Primeln als Vorbeuge gegen Krankheit und Unfruchtbarkeit; sie sollten die Jungtiere vor Seuchen und Unfällen schützen. |
| Inhaltsstoffe: | Saponine, Flavonoide, Phenolglykoside, Gerbstoffe |
| Verwendung: | Die Volksmedizin beschreibt Primeln als Mittel bei fiebrigen Erkrankungen, Kopfschmerzen und Nervenentzündungen. Diese Anwendungen dürften für Pferde wohl von untergeordneter Bedeutung sein.<br>Interessant ist aber die Wirkung bei Hustenerkrankungen. Besonders Pferde mit Bronchitis und starker Verschleimung profitieren von der Schlüsselblume, die den Bronchialschleim reichlicher und dünnflüssiger macht und so das Abhusten erleichtert. Ideal ist die Verabreichung mit weiteren lungenwirksamen Kräutern.<br>Schlüsselblumen enthalten auch salizylsäurehaltige Verbindungen und wirken daher entzündungshemmend und schmerzstillend. Die zusätzlich enthaltenen Vitamine, Vitamin C und Provitamin A, wirken sich positiv auf den Genesungsprozeß aus. |
| Dosierung: | 10–20 g pro Pferd und Tag, am besten als Aufguß |
| **Vorsicht:** | Schlüsselblumen sind vorsichtig anzuwenden. Längere ununterbrochene Einnahme (über 10 Tage) ist ebenso zu vermeiden wie Überdosierungen, sonst treten giftige Nebenwirkungen auf. Die ersten Anzeichen einer Vergiftung können sich in plötzlich einsetzendem Durchfall äußern. |

# Spitzwegerich

*Plantago lanceolata*

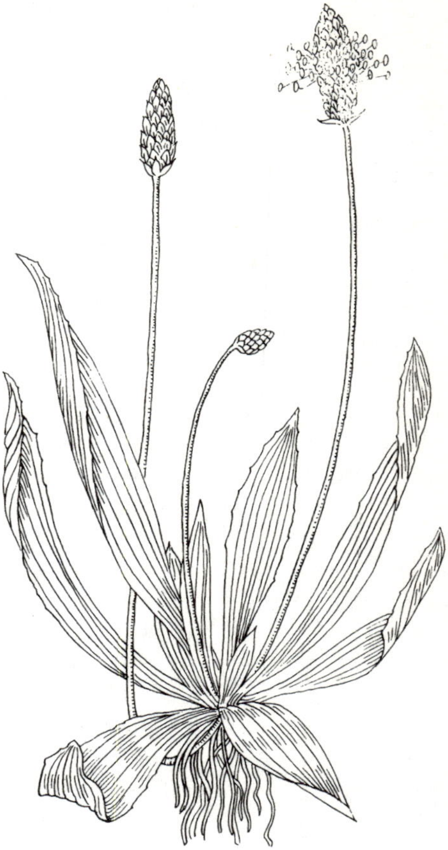

| | |
|---|---|
| Merkmale: | mehrjährige Staude mit länglichen, rosettenartig angeordneten, grundständigen Blättern; unscheinbare weibliche Blüten in Ähren auf kahlem Stengel |
| Standort: | Wiesen, Wegränder, Ödland, trokkene Flächen |
| Blütezeit: | Mai bis September |
| Sammelgut: | grüne Pflanzenteile |
| Sammelzeit: | Juni bis Juli |
| Allgemeines: | Spitzwegerich ist der bekannteste Vertreter der Wegerichgewächse, zu denen auch der Breit- oder Wegwegerich (*Plantago major*) und der Mittlere Wegerich (*Plantago media*) gehören. Er wird bereits bei den Germanen erwähnt und war im ganzen Mittelalter eine hochgeschätzte Heilpflanze mit weiter Verbreitung: »Der liebe Gott hat es an alle Wege gestreut, in alle Wiesen und Raine gesetzt und in alle Klima, damit du es stets bei Handen habest.« In der Schweiz wird er nicht nur wegen der Blattform Roßrippli genannt: Pferde fressen den Spitzwegerich meist sehr gerne, vor allem die ersten Triebe |

| | |
|---|---|
| | im Mai und Juni. Später nimmt die Menge der Bitterstoffe zu. Der ebenfalls weitverbreitete Breitwegerich wird hingegen im frischen Zustand häufig verschmäht, im Heu jedoch problemlos akzeptiert.<br>Spitzwegerich gehört zu den wertvollen Kräutern einer vielseitigen Pferdeweide. Häufige Überweidung, zu kurzer Verbiß und zu tiefes Ausmähen bei der Heuernte drängen den Bestand zurück, daher sollte man auf eine sorgsame Weidepflege achten. |
| Inhaltsstoffe: | Schleim- und Gerbstoffe, Schwefelverbindungen, Mineralien, Glykoside, Phenolcarbonsäuren |
| Verwendung: | Die innere Anwendung nutzt insbesondere die schleimlösende Wirkung bei Erkrankungen der Luftwege. Die Sekrete werden nicht nur dünnflüssiger und damit leichter ausgeworfen, sondern es tritt auch eine deutliche Entspannung der Luftwege ein. Die gereizte Schleimhaut beruhigt sich, unproduktiver Reizhusten wird gemildert. Spitzwegerich ist ein wichtiges »Hustenkraut«, das nicht nur im Erkrankungsfalle, sondern bereits vorbeugend im Winter und bei verstärkten Belastungen der Atemwege gegeben werden sollte.<br>Überdies hat Spitzwegerich eine appetitanregende und krampflösende Wirkung.<br>Der Preßsaft des frischen Krautes wirkt antibakteriell, sollte aber nur bei älteren, schlecht heilenden Wunden genutzt werden. Linderung gibt er auch bei Quetschwunden, Prellungen und Blutergüssen, etwa nach Tritten oder Bissen von Pferden. |
| Dosierung: | 30–60 g pro Pferd und Tag |

# Süßholz

*Glycyrrhiza glabra*

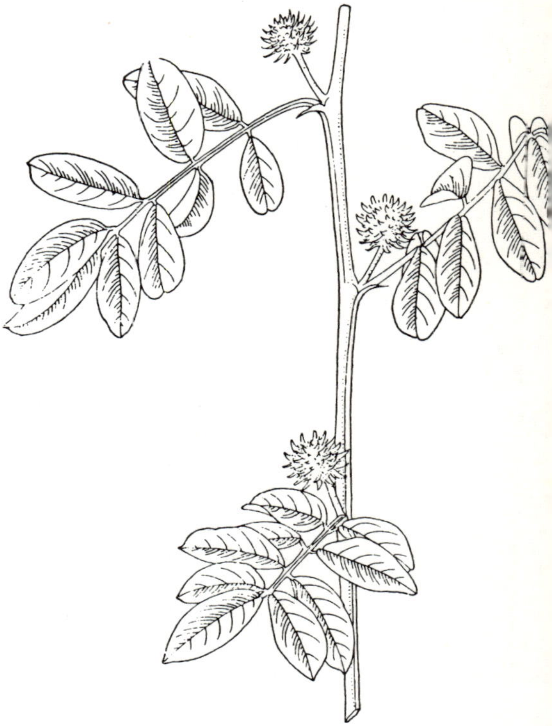

| | |
|---|---|
| Merkmale: | mehrjährige krautige Pflanze mit 50–150 cm hohem Stengel, im oberen Teil verzweigt, rötlich und mit Stacheln besetzt; Blätter eiförmig, ganzrandig und mit Drüsenhaaren; rosaviolette Blüten in traubenförmigen Blütenständen; mehrere Meter lange Wurzeln, außen braun und innen gelb |
| Standort: | trockene, steinige Standorte |
| Blütezeit: | Juni bis Juli |
| Sammelgut: | Wurzel, in Scheiben geschnitten; schattig trocknen |
| Sammelzeit: | September bis Oktober |
| Allgemeines: | Die Süßholzwurzel wurde bereits im alten Ägypten beschrieben. Man benutzte sie als Heilmittel gegen verschiedene Erkrankungen, besonders solche der Atemwege. Darüber hinaus ist die Pflanze aber offenbar auch zum Färben von Le- |

bensmitteln verwendet worden sowie zur Herstellung von Süßspeisen und Konfekt.
In Deutschland und den Niederlanden setzt man die aromatische Süßholzwurzel schon lange zur Bereitung von Lakritz ein, wobei Geschmack und Farbe gleichermaßen begehrt waren. Die Süßkraft ist um ein Mehrfaches höher als bei gewöhnlichem Rüben- und Rohrzucker. Erst später entdeckte man auch die heilsamen Wirkungen auf die Atmungsorgane.

| | |
|---|---|
| Inhaltsstoffe: | Glycyrrhizin, Saponine, Flavonoide, Glykoside, Cumarine |
| Verwendung: | Süßholz wird wegen der sekretlösenden und auswurffördernden Wirkung des Glycyrrhizins bei Entzündungen der Luftwege angewendet. Überdies hat es einen stark entzündungshemmenden, abschwellenden Effekt auf Lunge und Bronchien und eignet sich daher gut zur begleitenden Behandlung von Bronchialerkrankungen.<br>Bei der Verabreichung über das Futter kommen auch die einhüllenden und reizmildernden Wirkungen der Schleimstoffe bei Katarrhen des Verdauungstraktes zum Einsatz. Die Süßstoffe der Wurzel regen den Wasser- und Salzstoffwechsel an und haben eine ausgeprägt abführende Wirkung. Sie eignen sich daher gut zur Nachbehandlung von Verstopfungskoliken und können dem Auftreten solcher Kolikformen besonders im Winterhalbjahr bei Aufstallung, Bewegungsmangel und grünfutterarmer Ernährung vorbeugen.<br>Die Süßholzwurzel hat überdies eine mäßig anregende Wirkung auf die Harnausscheidung in der Niere.<br>Der deutlich geschmackverbessernde Effekt hilft bei vielen Pferden, ungewohntes Futter zu akzeptieren, Appetitmangel zu überwinden und die Aufnahme von bitteren Arzneibeimischungen zu erleichtern. |
| Dosierung: | 10–60 g pro Pferd und Tag |

# Tausendgüldenkraut (Echtes Tausendgüldenkraut)

*Centaurium erythraea*

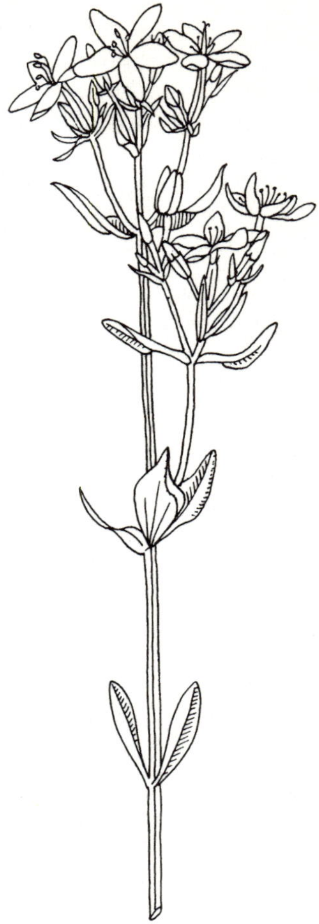

| | |
|---|---|
| Merkmale: | zweijähriges Kraut mit 10 bis 40 cm hohem, vierkantigem Stengel, der im Blütenbereich verzweigt ist; Grundblätter bilden eine Rosette, Stengelblätter lanzettförmig; rosarote bis weißliche Blüten in Trugdolden |
| Standort: | Tausendgüldenkraut ist geschützt und darf nicht in der Natur gesammelt werden! Bei Gartenanbau sollte man auf trokkene, sonnige Lage achten, auch steiniger Boden wird vertragen. |
| Blütezeit: | Juli bis August |
| Sammelgut: | Kraut |
| Sammelzeit: | Juni bis September |
| Allgemeines: | Das echte Tausendgüldenkraut war schon im Altertum als appetitanregend bekannt. Die Volksmedizin in Deutschland ver- |

wendete es außerdem als Abführmittel, bei Wunden und Augenkrankheiten. Viele Sagen ranken sich um das Tausendgüldenkraut. Es hieß, mit einem Kranz der Pflanze um den Kopf könne man die Hexen durch die Luft fliegen sehen. Auch sollte es das Vieh im Stall vor Verzauberung bewahren, wenn einige Büschel des getrockneten Krautes an die Fenster gehängt wurden. Das Wohnhaus hingegen schützte man, indem eine frische Pflanze unter der Türschwelle vergraben wurde.

| | |
|---|---|
| Inhaltsstoffe: | Glykoside, Bitterstoffe, Alkaloide, Phenolsäuren, ätherische Öle, Schleimstoffe, Vitamin C |
| Verwendung: | Die bitteren Glykoside und andere Bitterstoffe regen die Sekretion der Verdauungssäfte an, fördern die Verdauung und erhöhen den Appetit der Pferde.<br>Oberflächenaktive Inhaltsstoffe bewirken ein Zusammenziehen der Blutgefäße, reduzieren die Bildung von Wundsekret und stillen Blutungen.<br>Entzündliche Reaktionen werden gedämpft, Haut und Schleimhäute schwellen ab. Daher eignet sich Tausendgüldenkraut auch gut für Pferde mit Magen-Darm-Katarrh, nach Koliken und Verstopfung. Bei akuten Darminfektionen wird die Resorption von giftigen Stoffwechselprodukten in den Körper verhindert, da sich auf der Darmschleimhaut eine Barriere bildet.<br>Auch infizierte alte Wunden auf der äußeren Haut profitieren von diesem Mechanismus, insbesondere Brand- und Schürfwunden.<br>Ein Aufguß aus Tausendgüldenkraut gilt überdies als fiebersenkend und blutreinigend, er kann die Erholungsphase nach Allgemeinerkrankungen verkürzen und eine stoffwechselanregende Kräuterkur zur Zeit des Fellwechsels begleiten. |
| Dosierung: | innerlich 20–30 g pro Pferd und Tag;<br>zur Wundbehandlung 30 g mit 1 l Wasser aufkochen |
| Achtung: | Geschützte Pflanze! |

# Teebaum

*Melaleuca alternifolia*

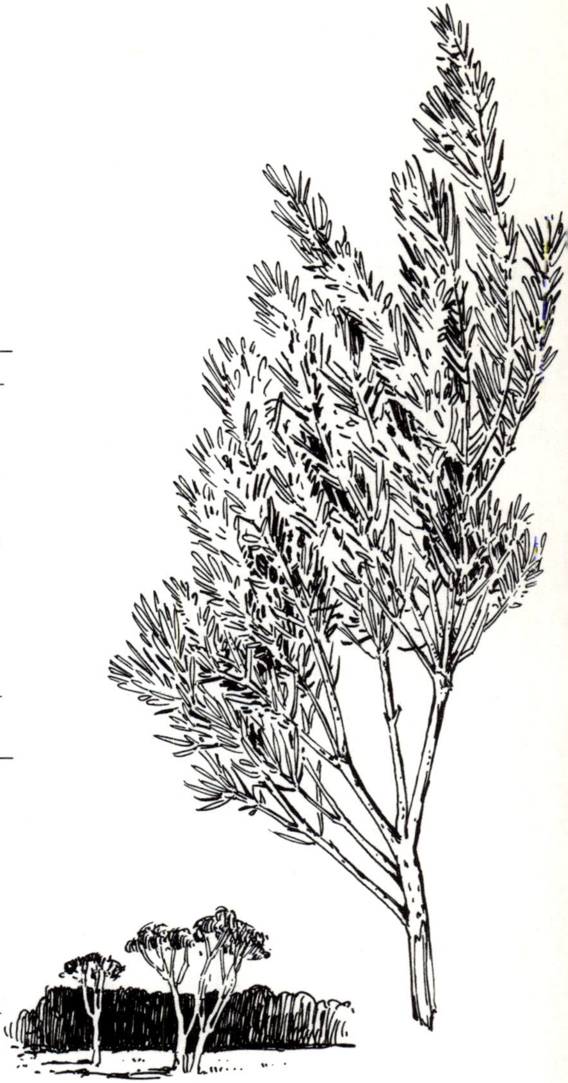

| | |
|---|---|
| Merkmale: | zu den Myrtengewächsen (*Myrtaceae*) gehörender Baum, dessen natürliche Heimat an der Nordküste des australischen Bundesstaates Neusüdwales liegt; bevorzugt feuchtwarme Biotope |
| Allgemeines: | Der Teebaum ist natürlich kein klassisches europäisches Heilkraut. Dennoch gewinnt er auch hierzulande aufgrund seiner breiten Einsetzbarkeit und prompten Wirkung immer mehr Anhänger. |

Der deutsche Name leitet sich von der englischen Bezeichnung »teatree« ab. James Cook entdeckte den Baum und benutzte die Blätter zur Herstellung eines aromatischen Teegetränkes. Erst später entdeckten die weißen Siedler die Heilwirkung, während die australischen Ureinwohner die Pflanze bereits seit langer Zeit nutzten.

Die Bezeichnung »teatree« umfaßt eine ganze Gruppe von etwa hundert verschiedenen Büschen und Bäumen, doch nur die Pflanze *Melaleuca alternifolia* hat eine hohe arzneiliche Wirkung. Die Blätter werden ohne Schaden für den mittlerweile auch außerhalb seines natürlichen Biotopes gezüchteten Baum regelmäßig geerntet, um die ätherischen Inhaltsstoffe zu destillieren und weltweit zu exportieren. Zur Gewinnung von 1 l Teebaum-Öl benötigt man etwa 100 kg Blätter.

| | |
|---|---|
| Inhaltsstoffe: | Terpinene, Pinene, Terpineole, Ceneol, Sesquiterpene, Allyhexonat |
| Verwendung: | Zum Einsatz kommen das unverdünnte Öl (Ti-Trol) und das mildere, wasserverdünnte Melasol, die in Deutschland beide apothekenpflichtig sind.<br>Die innere Anwendung ist zwar möglich, doch gilt deren Verträglichkeit noch nicht als völlig gesichert. Untersuchungen dazu wurden bisher nur für den Menschen durchgeführt, nicht jedoch am Pferd gewonnen.<br>Die äußere Anwendung hingegen ist weit verbreitet, vor allem aufgrund der desinfizierenden Wirkung bei alten, eiternden Wunden. Die Abstoßung toter Zellen wird erleichtert, die Neubildung gesunden Gewebes gefördert.<br>Das Teebaum-Öl wirkt überdies abschwellend und schmerzstillend bei Insektenstichen, Satteldrücken, Prellungen und Muskelschmerzen. Kleinere Warzen kann man durch regelmäßiges Betupfen mit dem unverdünnten Öl erfolgreich zurückdrängen.<br>Erfolge wurden auch bei hartnäckiger Mauke und Befall mit Hautpilzen verzeichnet. |

# Thymian (Garten-Thymian)

*Thymus vulgaris*

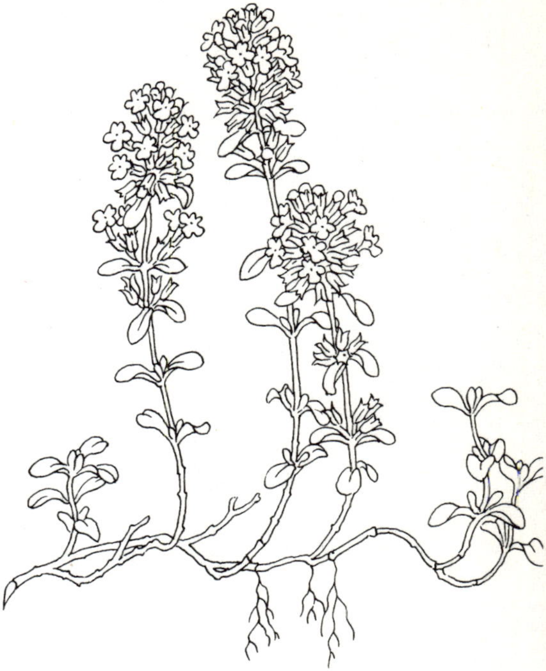

| | |
|---|---|
| Merkmale: | 20–50 cm hoher Halbstrauch; Stengel teilweise verholzt, mit länglich-eiförmigen Blättern, am Rande gerollt und behaart; Blüten zartrosa oder weiß, in Scheinquirlen in den oberen Blattachseln |
| Standort: | Gartenpflanze, Feldanbau; bevorzugt trockene Böden, steinige, sonnige Plätze |
| Blütezeit: | Juni bis September |
| Sammelgut: | Kraut ohne verholzte Teile |
| Sammelzeit: | Mai bis Juni |
| Allgemeines: | Neben dem aus dem Mittelmeergebiet eingeführten und als Gartenpflanze kultivierten Garten-Thymian existieren weitere heimische Arten, wie der Feld-Thymian (*Thymus pulegioides*) und der Sand-Thymian (*Thymus serpyllum*). Den höchsten Wirkstoffgehalt hat jedoch der Garten-Thymian. Bereits die Ägypter verwendeten Thymian zur Ölherstellung, für Parfüms und zum Einbalsamieren. Die Griechen und Römer entdeckten ihn als Gewürz, im mittelalterlichen Deutschland galt er auch als Symbol für Mut, Kraft und Tapferkeit. |

| | |
|---|---|
| | In der Volksmedizin dient der Thymian seit langem als Heilmittel gegen Entzündungen in Mund und Rachen, bei Zahnfleischproblemen und Bronchitis. Ein Zusatz von Thymian im Badewasser wirkt entspannend und zugleich angenehm belebend.<br>Auch wurde die Pflanze als Mittel zur Bekämpfung von Darmparasiten eingesetzt. Diese Anwendung sollte man aber als aus der Not geboren relativieren. Der Thymian kann eine Entwurmung mit modernen Antihelminthika bei Pferden und Menschen nicht ersetzen! |
| Inhaltsstoffe: | ätherische Öle (Carvacrol, Thymol, Terpinen, Borneol), Gerbstoffe, Flavonoide, Glykoside |
| Verwendung: | Die Wirkung des Thymians ist von den ätherischen Ölen bestimmt. Diese sind nachweislich antibakteriell und haben eine wachstumshemmende Wirkung auf Hautpilze.<br>Zur äußeren Anwendung nimmt man oberirdische Pflanzenteile im frischen, angequetschten Zustand oder einen Aufguß des getrockneten Krautes. Schlecht heilende, eitrige Wunden, nässende Ekzeme und Hautpilzbefall sprechen gut auf die ätherischen Öle des Thymians an. Bilden sich die durch Hautpilze entzündeten Bereiche nicht innerhalb einer Woche allmählich zurück, wird eine Therapie mit konventionellen Medikamenten erforderlich!<br>Bei Bronchitis und chronischem Husten wirkt die Verfütterung von Thymian oder einem entsprechenden Aufguß krampflösend auf die Bronchialmuskulatur, der Reizhusten wird gedämpft.<br>Thymian unterdrückt außerdem Gärungsprozesse und beseitigt Blähungen. Die Sekretion der Verdauungssäfte in Magen und Darm wird verstärkt.<br>Durch eine Verbesserung der Nierenfunktion steigt die Harnausscheidung deutlich an. |
| Dosierung: | innerlich 25–50 g pro Pferd und Tag;<br>zur äußeren Anwendung 50 g mit 1 l Wasser aufkochen |
| **Vorsicht:** | Thymian muß sorgfältig dosiert werden. Zu große Mengen können die Schleimhäute der Verdauungsorgane reizen sowie Durchfall und Magenentzündungen provozieren. Thymian sollte bei Nierenentzündungen, Leber- und Herzerkrankungen und während der Trächtigkeit nicht angewendet werden. |

# Zwiebel (Küchenzwiebel)

*Allium cepa*

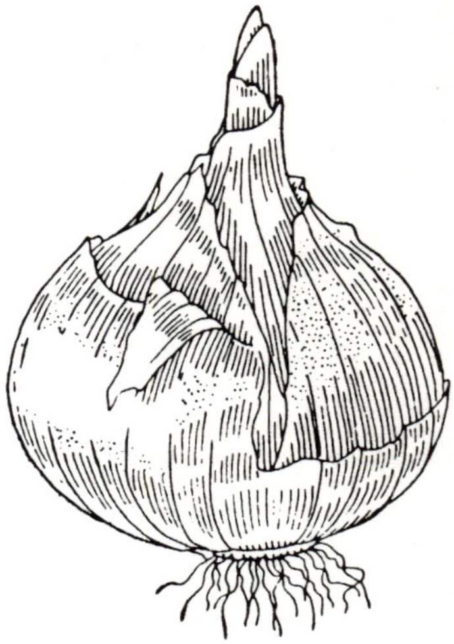

| | |
|---|---|
| Merkmale: | mehrjährige krautige Pflanze mit flachrunder Zwiebel; aufrechter Stengel, 30–80 cm hoch; zahlreiche Blüten in kugeliger Dolde an der Stengelspitze; Frucht als kugelige Kapsel mit schwarzen, dreikantigen Samen |
| Standort: | Gartenpflanze, Feldanbau, bevorzugt sonnige Lagen |
| Blütezeit: | Juli bis August |
| Sammelgut: | Zwiebel |
| Sammelzeit: | September bis Oktober, nach Verwelken der grünen Pflanzenteile |
| Allgemeines: | Die ursprüngliche Heimat der als Gemüsepflanze angebauten Küchenzwiebel ist Indien. Es existieren zahlreiche in Größe, Form, Farbe und Geschmacksintensität unterschiedliche Varianten, deren Heilwirkung schon im Altertum bekannt war. Man schätzte die Zwiebel als anspruchslos zu kultivierendes, haltbares Wintergemüse aufgrund der in reicher Menge enthaltenen Vitamine, Mineralien und Spurenelemente. Der ernährungsphysiologische Wert dieser Pflanze ist hoch.<br>In der Volksheilkunde nimmt die Anwendung der Zwiebel als Heilmittel für Tier und Mensch von alters her weiten Raum ein. Ihre Inhaltsstoffe werden teilweise noch heute zur Herstellung von verschiedenen Fertigmedikamenten extrahiert. |

Dennoch sollte man sich nach Möglichkeit der heilsamen Wirkung der ganzen Pflanze bedienen, um auch das gesamte Spektrum der Nebenwirkstoffe zu nutzen.
Die von der Ernährungsindustrie in Massenproduktion erzeugten und verkauften Gemüsezwiebeln werden nicht nur intensiv gedüngt und mit Pflanzenschutzmitteln behandelt. Es kommen auch verschiedene Verfahren der Haltbarmachung zum Einsatz, etwa Bestrahlung und demnächst gentechnische Maßnahmen, die das Produkt im Grunde verwässern, verfälschen und inaktivieren. Gerade für Heilzwecke ist es daher sehr empfehlenswert, die in jedem Garten gut wachsende Zwiebel selbst anzubauen.

---

Inhaltsstoffe: Alliin-Derivate (Methylalliin, Propylalliin, Propenylalliin), ätherische Öle, Katechine, Vitamine C, $B_1$ und $B_2$

---

Verwendung: Die Inhaltsstoffe der Zwiebel sind antibakteriell, regen die Funktion der Verdauungsdrüsen an, senken den Blutspiegel der Fette, Zucker und Cholesterine und wirken antihistamin, dämpfen also allergische Reaktionen.
Die äußere Anwendung erfolgt bei frischen Insektenstichen durch Auflegen einer angequetschten Zwiebelscheibe oder Beträufeln mit frischem Zwiebelsaft. Schlecht heilende ältere Wunden, zumal solche mit Eiterbildung, werden mit Zwiebelverbänden behandelt. (Achtung: Verband reichlich polstern, um Druckstellen zu verhindern, besonders an den Beinen!) Dadurch bewirkt man neben einer Desinfektion auch die verbesserte Bildung von Granulationsgewebe, das die Wunde ausfüllt und die Heilung beschleunigt.
Bei der Verfütterung roher Zwiebeln steigert sich die Verdauungstätigkeit des Darmes, Fäulnis- und Gärungsprozesse werden gebessert. Der Appetit verbessert sich, Pferde in nervalen Belastungssituationen beginnen oft spontan wieder mit der Nahrungsaufnahme. Die in der Zwiebel enthaltenen pflanzlichen Hormone, das Phytin und die Vitamine haben eine tonisierende Wirkung auf solche Pferde, die im Fellwechsel stehen oder mit den Folgen einer längeren Krankheit kämpfen.

---

Dosierung: 50–150 g pro Pferd und Tag, bei schlechter Akzeptanz auch als Aufguß

# Anhang

## Empfehlenswerte Bücher und Videos zum Thema vom Franckh-Kosmos Verlag

### Bücher

BARTZ, J. (1996): Bis der Tierarzt kommt

BARTZ, J. (1996): Hilfe, mein Pferd hustet!

ENGELMANN, U. (1994): Welche Haltung für mein Pferd?

GERWECK, G. (1995): So bleibt Ihr Pferd gesund und vital

GERWECK, G. u. SPÄTH, H. (1993): Der homöopathische Pferdedoktor

GOHL, C. (1993): Was der Stallmeister noch wußte 1

GOHL, C. (1995): Was der Stallmeister noch wußte 2

HENSEL, W. (1994): Das Kosmos Kräuterbuch

HENSEL, W. (1995): Gesund mit Heilkräutern

JUNGE, M. (1995): Wenn Pferde älter werden

KASPER, A. (1994): Hufkurs für Reiter

KÖRBER, H.-D. (1989): Huf, Hufbeschlag, Hufkrankheiten

KREMER, B. P. (1987): Welche Heilpflanze ist das?

PICK, M. (1989): Neues Handbuch der Pferdekrankheiten

SCHÖNFELDER, P. u. I. (1995): Der Kosmos Heilpflanzenführer

TELLINGTON-JONES, L. (1993): Der neue Weg im Umgang mit Tieren

TELLINGTON-JONES, L. u. TAYLOR, S. (1995): Die Persönlichkeit Ihres Pferdes

### Videos

ENDE, H. (1995): Erste Hilfe für Pferde Teil I

ENDE, H. (1995): Erste Hilfe für Pferde Teil II

KASPER, A. (1994): Hufkurs für Reiter

HOFFMANN, M. (1995): Unser Fohlen. Geburt Aufzucht Erziehung

TELLINGTON-JONES, L. (1995): TTouch für Dressurpferde

TELLINGTON-JONES, L. (1996): TTouch für Springpferde

## Register

**Halbfett** gedruckte Seitenzahlen weisen auf Abbildungen hin.